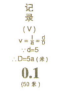
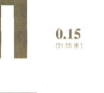

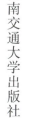

青少年近视防控手册

主　编　易　虹

副主编　周希瑷

　　　　陈西嘉

　　　　方　静

　　　　曹型厚

西南交通大学出版社

·成都·

图书在版编目（CIP）数据

青少年近视防控手册/易虹主编. —成都：西南
交通大学出版社，2019.1（2021.6 重印）
ISBN 978-7-5643-6725-1

Ⅰ．①青… Ⅱ．①易… Ⅲ．①近视－防治－青少年读
物 Ⅳ．①R778.1-49

中国版本图书馆 CIP 数据核字（2019）第 015253 号

青少年近视防控手册	主编　易　虹	责任编辑　张宝华
		封面设计　墨创文化

印张　6　　字数　85千

成品尺寸　170 mm×230 mm

版次　2019年1月第1版

印次　2021年6月第4次

印刷　三河市同力彩印有限公司

书号　ISBN 978-7-5643-6725-1

出版发行　西南交通大学出版社

网址　http://www.xnjdcbs.com

地址　四川省成都市金牛区二环路北一段111号
　　　西南交通大学创新大厦21楼

邮政编码　610031

发行部电话　028-87600564　028-87600533

定价　35.00元

编写委员会

主　编　易　虹

副主编　周希瑗　陈西嘉　方　静　曹型厚

编　者（按姓氏笔画排序）

王渝龙　邓小芳　杨　芝　杨庆军

李　华　肖　婷　张　黎　范　伟

易　姝　易泰松　周彦冰　赵　静

胡　泊　聂　昕　殷　蔚　陶培兰

曾晓黎　詹天顺　裴文萱　谯雁彬

熊海波　周维康

序一

  青少年的近视防治是一项艰苦的系统工程，自 1977 年近视眼动物模型成功建立以来，对近视眼发病机制的认识取得了长足的进步。但由于近视眼仅是一种焦点前移现象，发病原因很多，机制也不完全相同，况且致病基因至今仍未得到彻底认知，还有许多发病机制未明，这些均造成防治上的困难。因此，作为有效防治的第一步，首先应使大家对已知的知识有所了解。易虹主任鉴于此，为大家编写了这本科普作品。其实，科普作品比专业著作更难写，它要求用笔简练、通俗易懂，还不失科学性、实用性和先进性。我认为本书较好地把握了这一要求，特作推荐！更难能可贵的是易虹主任身在临床第一线，但却倾其心志，孜孜以求，勇于攀登，颇有建树。我预祝他取得更大的成就！

中华眼科学会常委
国家卫计委近视眼重点实验室主任
复旦大学眼科学系教授 博士生导师   褚仁远
上海眼科学会前任主任委员

                2018 年 9 月

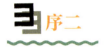# 序二

　　青少年近视防控工作是一项艰巨而复杂的浩大工程，已被列入国家"十三五"眼健康规划中的工作目标。现在，关于近视眼的新的研究与发现不断被披露，尤其是遗传与环境因素的相互作用，已经在表观遗传学中获得证实。但还有大量的研究有待于多中心的临床循证医学证实，人类至今尚未找到防止近视的特别有效方法，市场上关于近视防控的宣传与治疗也五花八门。鉴于此，易虹主任孜孜不倦，通过与国内外著名专家的交流，综合大量文献资料，再结合自身长期临床经验，完成了此书。它通俗易懂，客观中肯，且结合了最新的研究成果。该书既适合普通的学生家长和中学以上学生阅读，也适合普通眼科医生作为工具书使用。我特推荐此书，以赞赏易虹主任为青少年近视防治工作所做的贡献。

重庆医科大学附属一医院副院长　眼科主任
全国眼科学会副主任委员　免疫病学组组长　　　　　杨培增
长江学者　博士生导师　教授

2018 年 9 月

序三

　　我国近视发病率及绝对人数，位居世界前列，近视眼平均患病率 33%，绝对数达 3.5 亿，并呈增加趋势。出于防患于未然，治病需治未病，而近视眼的防控工作在很大程度上是治未病的原因，易虹主任特编写此书，以倡导全社会树立近视防控意识。同时，本书还系统地介绍了涉及所有视光内容的疾病及诊断治疗，这对有不同需求的学生或家长来说，是一本不错的科普读物。更难能可贵的是，本书介绍了病理性近视眼的危害与早期发现和防控，这与国家"十三五"眼健康规划高度契合，对我国的防盲工作非常有益。作为朋友、同行和青少年近视防控的积极参与者，我熟知易虹医师是白内障、屈光手术与视光学领域难得的跨度较大、造诣较深的专家，相信该书的出版，对青少年朋友及家长了解青少年近视发生、发展的原因以及如何预防和控制发展，从而改善生活、学习和用眼习惯，将有很大的帮助。

全军医学科学技术委员会眼科专委会主任委员

陆军军医大学大坪医院眼科专科医院院长　　　　　**叶　剑**

博士生导师　主任医师　教授

2018 年 9 月

前言

我国青少年近视率排名世界第二，绝对数量为世界第一。每年6月6日国际"爱眼日"来临的时候，眼科医护人员以及广大关爱并投身公共卫生事业的人，最为关心的就是广大青少年学生普遍存在并呈不断上升趋势的近视眼发生率以及远视、弱视、斜视等眼屈光性疾病。

虽然近视发病的最根本原因还不能在遗传密码DNA的基因链上准确找到，遗传与近视之间的生理生化反应原理也未较准确地查清楚，但是遗传、环境以及用眼卫生习惯已经被（表观遗传学）证实是近视发生与发展的最基本原因。

用通俗的语言来讲就是，不具备近视遗传因素的人，对近视的抵抗力好，这样的人一般不会患近视，但是，如果不重视用眼卫生习惯，如户外活动减少、阅读时间延长，或者喜爱躺着或在黑暗光线下长时间看书，那么在不良环境下由长期刺激所产生的遗传物质 ——基因也会发生变异，即有患近视的可能，而且他的下一代很可能具有易感近视眼的遗传因素。这在表观遗传学上已得到证实，即环境因素可影响基因表达改变。具备潜在遗传因素或体质的人，对近视具有易感性，这样的人如果注重良好的个人用眼卫生习惯，如户外活动增加、在学习或工作时保持良好的姿势且光线也好，并间断性地遥望远处，那么他就有可能避免近视的发生与发展；反之亦然。极少数先天性近视，则是完全由遗传因素决定的。如病理性近视，这类近视的发生与发展往往不可避免，没有预防手段，但在医生的建议下，可采取必要的干预措施，使其在很大程度上得到遏制，从而使近视以及有关近视的严重并发症得到有效的控制。

笔者作为一名医院眼科医生，在日常的工作和学习中发现，平时直接接触的青少年近视或远视患者当中，很多已经患有弱视和斜视等眼屈光相关性疾病，因此，为了防患于未然，也为使近视患者能正确看待并选择适合自己的治疗方案，笔者结合自己的临床经验特编著此书。

本书在写作过程中，得到了国家卫计委近视眼重点实验室主任、上海眼科学会前主任委员、复旦大学眼科学系褚仁远教授，重庆大学博士生导师、"光电技术及系统"教育部重点实验室副主任、重庆光学会会长陈伟民教授，重庆眼科学会主任委员、陆军军医大学附属西南医院眼科分院院长阴正勤教授，原重庆市眼科学会主任委员王奭传主任，重庆医科大学眼科教授、重庆视光学会主任委员赵敏等专家的精心指导与大力支持；金延滨老师为本书提供了关于眼轴长度的调查数据。在此，向他们给予的支持与帮助表示衷心的感谢。

本书是一本科普读物，希望此书能成为广大青少年的私人眼科医生和良师益友，并伴随每一位青少年健康成长。

本书主要针对青少年近视防控及青少年关心的屈光矫正手术进行介绍，尽量以通俗的语言和科普的形式进行表达，青少年朋友及家长可以对标找到自己感兴趣的内容。本书关于近视眼相关眼病并未完全列举和介绍，如有需要更多了解，可向医生进行具体咨询。

由于编写匆忙，书中难免有不尽如人意之处，敬请读者批评指正。

编　者

2018 年 9 月

目录

第一章 视力与视觉

一、全球近视眼发病率的相关数据

2015 年 9 月，第 15 届国际近视眼研究大会在中国召开，来自华柏恩视觉研究中心的 Padmaja Sankaridurg 教授在会上指出：预计到 2050 年全球约有 50%的人会患有近视，其中高度近视人群将会达到 9.5%，即 9 亿人。北京同仁医院院长王宁利教授指出：中国约有 4.5 亿近视人口，其中 1000 万已发展为病理性近视。而且，儿童近视眼的发生率随年龄增长不断上升，6 岁到 10 岁为关键年龄段，一年级的近视发病率约为 3.9%，初中生则高达 67.3%。中国近视人群总数已超过 4.5 亿。

美国费里斯大学密歇根视光学院科研部主任克雷格·W·诺曼教授介绍，中国台湾、中国香港地区近视率高达 80%以上，而欧美等发达地区近视眼发病率为 20%～40%，人口第二大国的印度近视率仅为 19%，非洲地区近视眼发病率更低仅为 10%，具体数据如下：

· 中国内地近视眼发病率为 53%

· 中国香港近视眼发病率为 80%

· 中国台湾近视眼发病率为 83%

· 美国近视眼发病率为 30%～40%

· 智利近视眼发病率低于 20%

· 印度近视眼发病率为 19%

· 澳大利亚近视眼发病率为 20%～30%

· 欧洲地区近视眼发病率为 20%～30%

·非洲地区近视眼发病率为10%

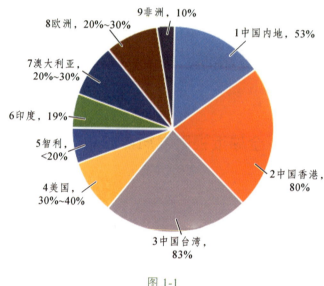

图 1-1

二、视力及其产生原理

（一）眼球的生理构造与基本功能

1. 眼球的生理构造

德国大文豪及思想家歌德（1749—1832）说过："眼睛的存在应当归功于光"。而依据光而逐渐进化而成的眼球，具有极其精细的神经支配结构和相对简单的光学结构。其功能就像照相机成像一样（只不过照相机所成的像是在胶片上，而眼球的成像是在视网膜上），并将图像以生物电的形式，通过视神经传达到视中枢，在视中枢建立并完成一个立体的图像。同时接受来自中枢的意识，随意转动和注视，自动调焦（专业上称为调节）和调整光圈（瞳孔）。

图 1-2：眼球横断面放大图。由前往后，即由左往右，眼球结构与照相机类似。此功能使眼球具备"傻瓜照相机"自动成像的条件（即完成自动"对焦"作用）。

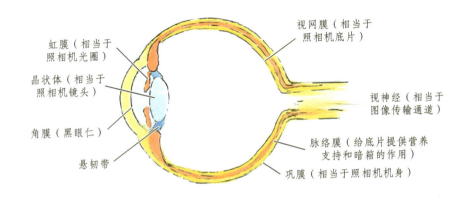

虹膜（相当于照相机光圈）

晶状体（相当于照相机镜头）

角膜（黑眼仁）

悬韧带

视网膜（相当于照相机底片）

视神经（相当于图像传输通道）

脉络膜（给底片提供营养支持和暗箱的作用）

巩膜（相当于照相机机身）

图 1-2

图 1-3：正常眼外观（1）：正常睁眼时，可见结构有角膜（黑眼仁）、巩膜及结膜（白眼仁）和眼睑皮肤；正面眼球外观（即剥离皮肤，结膜组织以后）（2）：有四条由前往后的直肌（图片上只能看到直肌的前端）和两条水平方向相反的上下斜肌。六条肌肉在神经的支配下协同运动，将两个眼球（或摄像机）保持同一个注视方向，并灵活转动。

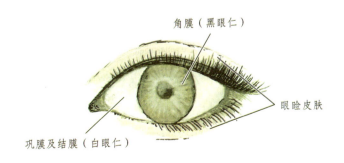

角膜（黑眼仁）

眼睑皮肤

巩膜及结膜（白眼仁）

图 1-3　正常眼外观

图1-4：正面看角膜。角膜是透明的组织，之所以被俗称为黑眼仁，其实是它后面的虹膜呈棕黑色的缘故。所以，正面看角膜，实际看到的是后面的虹膜（组成了瞳孔）及瞳孔区内的晶状体（位于虹膜后面）。虹膜受光线的刺激（也受调节的影响，见下）而运动，导致瞳孔运动（变大或缩小）。

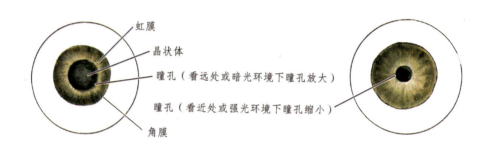

图 1-4　正面看角膜

2. 眼球的基本功能

（1）眼球的调节功能，即调节或调焦（由眼外肌、瞳孔、晶状体、眼内睫状肌共同完成）的功能：

① 神经接受大脑意识支配 ——睫状肌收缩或放松 ——悬韧带放松或收紧 ——晶状体变凸或变凹 ——便于看近处或远处（图 1-5a 和图1-5b）；

② 神经接受大脑意识支配 ——瞳孔缩小或放大（光圈变小或放大）——便于看近处或远处（图 1-5a 和图1-5b）；

③ 神经接受大脑意识支配 ——眼球外肌肉产生协同作用 ——看近处时双眼稍微内转（内聚），看远处时双眼散开呈正常位置，以保证双眼（两部照相机）同时按符合人生理特性的角度取像（图 1-5c）。

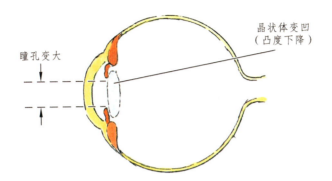

瞳孔变大

晶状体变凹
（凸度下降）

图 1-5a　看远处时，眼内晶状体变凹（调解放松）、瞳孔变大

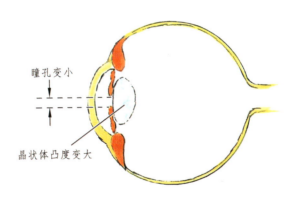

瞳孔变小

晶状体凸度变大

图 1-5b　看近处时，眼内晶状体变凸（调解紧张）、瞳孔变小

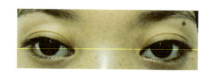

看远处或调节放松时，眼球水平散开

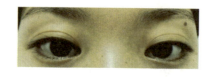

看近处或调节时，眼球轻微内聚

图 1-5c　看远处与看近处时眼球的运动

（2）眼球的另一项基本功能，即成像功能（见"视力产生"部分）。

眼球是一个具有复合光学系统的光感受器，进入眼球的光线经过眼睛的调节而产生一系列折射（光线屈折）后，在视网膜上成像。这种系列发生的光线屈折，称为屈光。屈光度代表了屈光的能力（后面详细介绍）。在我国，凡近视、远视、散光等屈光问题统称为屈光不正。凡是矫正近视、远视、散光的各类手术均称为屈光手术。凡涉及眼屈光方面的眼科专业都被划为屈光学。我们常说的验光配镜、做近视眼手术等都属于屈光学范畴。而国外统称为视光学（optometry），这是来自古希腊 optos 和 metron 的组合，从词面上翻译为"看"和"测量"，但它把视觉与光学结合得很好，更符合眼睛的生理。因此，为与国际接轨，在我国，现在往往统称屈光学为视光学。

（二）视力的产生过程（眼球的成像功能）

眼球是一个具有复合光学系统的光感受器，视力的产生过程与照相机原理差不多：光把物体的形象传递到眼角膜、晶状体（照相机镜头），再到视网膜（底片）成像，成像后的视信号通过视神经再传递到大脑视

中枢进行整合，将两个眼睛以一定角度看到的两个倒像融合成一个立体
的正像（图 1-6、图 1-7）。

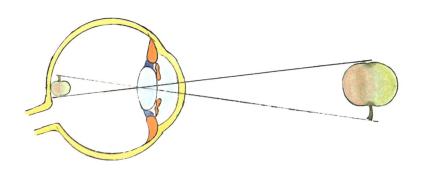

图 1-6　这是果实在眼球视网膜成的倒像（与照相机相同）

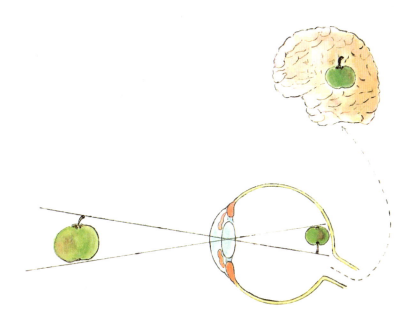

图 1-7　两个倒像经视神经传递到大脑视中枢后被
视中枢整合为一个立体的正像

（三）视网膜

视网膜的作用与底片有相似之处，但又不完全相同，底片的焦平面上的每一个细节都是清晰的，而视网膜只有视网膜中心（也是注视点）是清晰的。这是因为在视网膜的中心有一个中心小凹，该处的感光细胞最密集，以至于其颜色与周围都不一样，我们称之为黄斑区。黄斑区中心凹相当于底片或取景器内的"十"字符号的中心（图 1-8）。

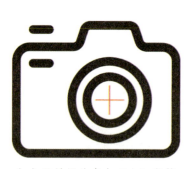
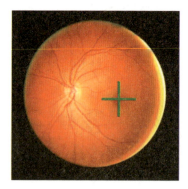

（a）取景器的中央"十"字符　　　　　　（b）

图 1-8

注：图 1-8（b）为视网膜图，有血管从视神经乳头处发出，给视网膜提供血液营养支持。绿色"十"字标识：该部位为视网膜黄斑区，所看物体成像就主要在该区域，尤其是黄斑的中心凹（即"十"字的中央），因为该处的视锥细胞（一种感光细胞）密度最大（高达 15 万个/平方毫米）。

我们所测量的视力实际是指中心视力（眼球正前方-角膜中央-视轴-黄斑中心凹）。如果可以把人眼所看到的东西以照片的形式翻译过来，那么这张照片就是中央最为清晰而周边逐渐变模糊的相片，其中，最为清晰处就是黄斑成像形成的中心视力。例如，当我看坐在桌对面的人的右眼睛时，其实该人的左眼睛、鼻和口等都是模糊的，因为我们的意识只关注该人的右眼，而其他部位未被明显感知而已。因此，只要黄斑出现水肿，我们看东西就会变小或有弯曲感（图 1-9）；黄斑出现严重病变，我们所视物体的中心（或注视点）都会被一个明显的灰褐阴影遮挡，而注视中心点以外的东西仍可以看见，但想看时（即眼轴转向到注视物体时）老是看不清（图 1-10），这是因为大脑只能分析沿于视轴（眼球正前方）的物像。医学上把视力又称为视敏度，即识别两个发光点所需的最小距离，表现为注视视标的能力。视力分为中心视力和周边视力。我们平时做检查或体检测量的是中心视力，也就是指视网膜黄斑中心凹的视力功能。

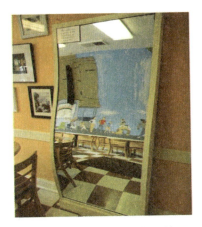

图 1-9　所见物体是扭曲的效果

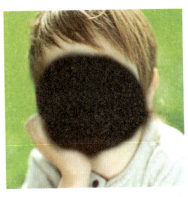

图 1-10　黄斑病变眼注视时，患者的感觉（注视中心有黑影遮挡）

三、视力检查

（一）视力表

视力表最早由荷兰眼科学家斯内伦（Snellen）于 1862 年以拉丁字母为视标设计，该视力表也是我国老百姓最为熟悉的视力表。它是以小数记录的，也就是目前很多地方还可以见到的以 1.0 为标准视力的计量方法。

这种以等差数值排列的视力表和计数方法有两个缺陷：一是，相邻两行视标的大小增长比率不一样；二是，当改变了受测者的检查距离之后，视力表上面的数值会随之改变而导致无法使用。

1958 年，我国眼科专家缪天荣根据眼生理特点以及统计、变距的需要，将视标大小进行等比数列排列，创制了我国特有的五分记录法，设计出最初的《标准对数视力表》，并成为国家标准（GB11533—1989）。

这种对数视力表的优点在于：被检查者可以根据实际场地情况调整距离，然后通过换算得出相同的视力，因为它是按等比排列，因此，每两行视标的大小比例是一样的，如图 1-11（b）所示。

1976 年，国外学者根据生理物理学 Weber-Fechner 法则，将视角进行对数处理，用视角的对数作为表达视力的值，设计出新的对数视力表，即 LogMAR（Logarithm of the Minimum Angle of Resolution，最小分辨视角的对数）视力表。这是目前国际通用的视力表，如图 1-11（a）所示。

其优点是：让受检者改变与视力表的距离进行视力检查时，视力表的幅面因相似而可以保持相同的视觉效果，始终是一个倒三角形，各个视标之间的间距和数量也都是一样的，而对数视力表下方的视标要么间距是越来越宽，要么每行视标数量不一致。

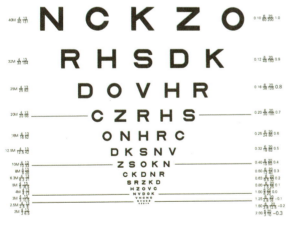

（a）LogMAR 视力表　　　　（b）标准对数及小数共用视力表

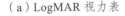

图 1-11

我国的视力表国家标准分别于 2011 年和 2017 年进行了两次调整，但最终可能是考虑到转换的难度较大，并未与国际 LogMAR 视力表接轨。几种视力表之间的转换关系如图 1-12 所示。

Snellen 法	米	小数法（略值）	5 分法	LogMAR
20/200	6/60	0.1	4.0	1.0
20/160	6/48	0.12	4.1	0.9
20/125	6/38	0.15	4.2	0.8
20/100	6/30	0.2	4.3	0.7
20/80	6/24	0.25	4.4	0.6
20/63	6/19	0.3	4.5	0.5
20/50	6/15	0.4	4.6	0.4
20/40	6/12	0.5	4.7	0.3
20/32	6/9.5	0.6	4.8	0.2
20/25	6/7.5	0.8	4.9	0.1
20/20	6/6	1.0	5.0	0.0
20/16	6/4.8	1.2	5.1	− 0.10
20/12.5	6/3.8	1.5	5.2	− 0.20
10/20	6/3	2.0	5.3	− 0.30

图 1-12

（二）视力检查注意事项

（1）视力表应挂在光线充足的地方，高度以 1.0 视标与被检查者的眼同高为准。

（2）进行视力检查时，一般先右眼后左眼，检查过程要求被检查者坐端正，不能眯眼，更不能斜视或歪头，视标读取速度不能太慢，平均每字 3 ~ 5 秒，如觉得视力模糊可闭眼休息 1 ~ 2 分钟再检查。

（3）进行远视力检查时，被检查者应站在国际标准视力表前 5 米处看清第十行 E 字，视力为 1.0，如系对数视力表则对应记录为 5.0 [图 1-11（b）]。

（4）对于近视和弱视眼，当裸眼视力（即不戴矫正眼镜）连 0.1 都达不到时，应要求被检查者向视力表走近，如在 3 米处才能看到 0.1，视力应记录为 0.06，在 1 米处才能看到 0.1，视力应记录为 0.02。

（5）空军飞行员进行视力检查时，采用 C 型视力表，此视标只有一个缺口（而"E"型视力表的视标 E 有两个缺口），即对精细视力要求更高。

（6）年龄较小的儿童可使用图形视力表（图 1-13）进行检查。其优点是：可以对较小的幼儿进行视力检查，但结果并不精确，因为有一种认知上的差异。一般来说，3 岁左右的小孩经过训练，大多能配合完成国际对数视力表的检查。

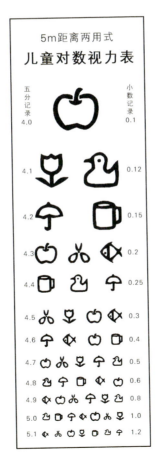

图 1-13　儿童对数及小数共用视力表

（三）视力表亮度要求

我国中小学生视力检测均采用标准对数视力表进行，视力表照明要求（GB 11533—2011）：应采用人工照明，如用直接照明法，照度不应低于 300 lx；如用后照法（视力表灯箱后屏幕显示），视力表白底的亮度应不低于 200 cd/m^2。照明力求均匀、恒定、无反光。视力表应避免阳光或强光直射。

四、视功能及视觉的形成

（一）视功能

双眼视功能是一个完整的生理功能，正是因为人类有了视觉，世界才如此精彩。人眼的视觉功能包括光觉、色觉、形觉（视力）、立体觉和对比觉（视力只是视功能范畴中形觉部分的一个检查标准）。

（二）视觉的形成（与视力的形成一致）

人类视觉的形成，是由特定的光学系统，如眼角膜、晶状体等（如同照相机），将外部信息捕捉聚焦到特殊的胶片之上，即视网膜之上经能量转换，即视网膜光感受细胞将光能转化为化学能，又一步构成电信号再经神经系统，如视神经、视放射传导到视中枢（大脑皮层）而形成的。如图 1-14、图 1-15 所示，苹果在人眼的成像与照相机相同，均为倒像，但图像经视神经传输到大脑后，被重新整合成一个正立的图片。

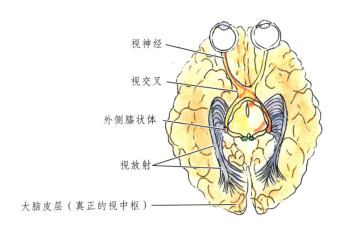

视神经

视交叉

外侧膝状体

视放射

大脑皮层（真正的视中枢）

图 1-14　图像信号传导通路：视神经—视交叉—
外侧膝状体—视放射—视中枢

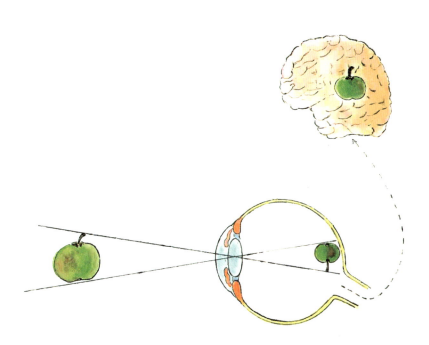

图 1-15　视觉的形成示意图

五、视觉形成的基本特点

（1）能分辨所见光的强弱和不同时间光刺激的间隔，即具有光觉。

（2）能分辨一定距离范围内的物体，即有形觉。

（3）能分辨不同波长的颜色光刺激，即具备色觉。

（4）眼球主动对准并扫描刺激物，以形成清晰的视觉。

只有具备了以上四个基本特点或功能，方能建立起更高一级的视功能，而感知精彩世界。

六、三级视功能

人类的双眼犹如两部摄像机以不同的角度同时针对一个物体或目标进行摄像工作，它摄得的两张相片正如上面所述的视觉形成过程，最终在大脑皮层融合成一张彩色的、立体的像。这是一个完整的高级视功能，一般分为三级：

（1）同时知觉，或称为同时视，指双眼对物像有同时接受的能力。这是产生双眼视觉的基础。

（2）融像，也称融合，指大脑能综合来自双眼的相同物象，并在知觉水平上形成一个完整印象的能力。

（3）立体知觉。由于双眼存在着视差，经过大脑的更高级的融像作用和信息处理后不仅能把两侧的像融合，而且还具有三维空间的立体感。

七、屈光度与正常儿童视力发育

屈光度（D），又称焦度，英语中用"Diopter"表示，简写为"D"，是量度透镜或眼睛屈光能力的单位，分为正透镜（＋）和负透镜（－），其中，正透镜用于矫正远视，负透镜用于矫正近视。绝对正视眼（即屈光度为 0）很少，一般近视、远视、散光在 50 度以内，视力（非矫正）能够达到 1.0，均视为正常。我们常说的眼镜有多少度，指的就是屈光度。只不过普通人不知道近视眼所戴的是负度数矫正镜片，而远视眼所戴的是正度数矫正镜片，这个在验光单上可以看到。

正常视力儿童的屈光度为+350 度（+3.5D）。

正常情况下，婴幼儿出生不久，大部分处于远视状态（即远视储备）。随着生长发育，伴随个子长高、头围增加，其眼轴（眼球前后径）也在不断拉长，远视的度数在不断减轻，而近视度数在不断增加，若眼轴过度拉长，就会形成近视。

中华医学会眼科学分会斜视弱视学组提出，将不同年龄组儿童的正常视力参考值下限定为：

· 3 ~ 5 岁，0.5；

· 6 岁以上，0.7。

6 岁以上的学龄期儿童，裸眼视力如果低于小数视力 0.5（即 LogMAR 视力 0.3），才是怀疑屈光异常的标准。总之，当裸眼视力低于同年龄正常儿童的视力下限时，要怀疑屈光不正（近视、远视、散光）甚至弱视，如表 1-1 所示。

表 1-1　正常儿童视力发育与屈光度

年龄	屈光度	裸眼视力
3 岁	+1.75 ~ +2.00D	0.6
8 岁	+1.25 ~ +1.50D	0.8
12 岁	+0.75 ~ +1.00D	1.0

八、视野（周边视力）

当眼向前平直注视时，能看到的空间范围称为视野。视野也叫周边视力，它表示视网膜黄斑中心凹以外的视觉细胞功能，离中心凹越远，视觉细胞越少。因此，对于越远离我们注视范围（指上下左右的范围）的东西，其物象越模糊。

例如，当驾驶员向正前方注视一个物体时，在不转动眼球的情况下，除了物体，物体周围的景象也能看到，但较模糊；当我们的旁边有物体时，并不需要转过头去，只需用眼角的余光一扫，虽然看得不是很清楚，但也能知道。

九、视觉调节、视觉疲劳

眼睛自动改变它的屈光能力，以适应看清不同距离目标的能力称为调节。受神经的支配，眼睛的调节功能需要靠晶状体与睫状体（肌）共同完成，其作用类似于"傻瓜"相机的自动调焦（前面亦有相同介绍，图 1-16）。

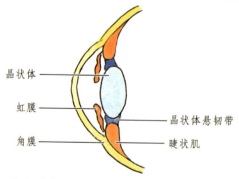
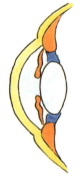

晶状体

虹膜

角膜

晶状体悬韧带

睫状肌

（a）睫状肌松弛，晶状体悬韧带被拉伸，晶状体形状由凸状变得相对扁平

（b）睫状肌收缩，晶状体悬韧带松弛，晶状体变得相对凸起

图 1-16

　　如图1-16所示，睫状体（肌）收缩紧张，使晶状体变得更凸，看近处的物体会更清楚；若长时间看近处的物体，为了保持双眼单视，双眼还需内转，使睫状体（肌）长时间处于收缩紧张状态，我们就会感到眼睛疲劳，而且容易造成近视或使近视加深。当我们看远处5米之外的物体时，调节松弛，这时睫状体（肌）放松，晶状体变得较为扁平，使其曲率半径增大，焦距变长，远处的物体就会看得清楚。因此，多看远处对预防青少年近视眼的形成与加重都有好处。

　　随着年龄的增大，从40~45岁开始，晶状体逐渐硬化，弹性下降，睫状体（肌）的功能也逐渐下降，调节作用就会衰退，看近处物体时，就会觉得不清楚。为了看清目标，常习惯把目标放得远一些，而看远处的物体因无须太多调节，就可以看清，临床上把这种现象称为老视，俗称"老花眼"。由于其调节功能的下降，使看近处时需要借助凸透镜即老花镜来弥补调节功能的不足。

　　我们把眼所能产生的最大调节力称为调节幅度。有一个最小调节幅度公式：

$$最小调节幅度=15-0.25×年龄$$

也就是说，一个8岁的孩子的调节幅度最少有1300度，而60岁的老人的调节幅度可能为0度。但是现在医学研究发现：调节灵敏度是近视形成与发展中更重要的一个指标。调节灵敏度是指调节刺激在不同水平变化时所做出的反应速度。用通俗的话说就是眼睛在交替看远处和近处时均能较快地看清楚物体的能力。检查方法是：在40厘米处，用正负200度的双面镜片（翻转拍）来检测受试者一分钟时间能够完成多少个周期检查。单眼每分钟能完成12个周期的翻转，双眼完成8个周期的翻转则为正常。但是不同年龄段的正常范围值应该是多少尚无科学上的论证。

　　现在临床观察发现，通过调节训练可以改善调节幅度及调节灵敏度。例如，国家卫计委近视眼重点实验室主任、复旦大学眼科学系褚仁远教授，长期坚持视功能训练，现已80高龄，但看远处和近处均不需要戴眼镜，调节幅度及调节灵敏度均远远高于同龄人。

　　需要强调的是，调节功能训练是否能够预防和控制近视的发展，在临床观察上虽然有效，但尚缺乏长期的研究论证，包括训练的方式、方法均有待进一步研究、证实。

第二章　屈光不正

一、屈光的概念

屈光的概念：眼球是一个具有复合光学系统的光感受器，进入眼球的光线产生一系列折射（光线屈折）后，在视网膜上形成一个倒立、缩小的实像，这种生理现象称为屈光（光线屈折）。它和几何光学里的折射其实是一个意思，指的是光线由一种介质进入另一种不同折射率的介质时，会发生前进方向的改变，使光线汇聚而成像。

屈光状态正常的眼睛看东西时，外面物体所成的像会聚焦在视网膜黄斑中心；反之，不能在视网膜黄斑中心结成清晰的物像就称为屈光不正。我们所说的近视、远视、散光等均属屈光不正。

图 2-1 为小朋友使用凸透镜在太阳光下点燃干草时，光线折射汇聚的效果图；图 2-2 为初中学生学习几何光学时，老师所演示的成像倒立图。

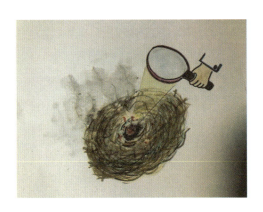

图 2-1　利用光线通过放大镜后发生屈折聚焦的原理将阳光下的谷草引燃

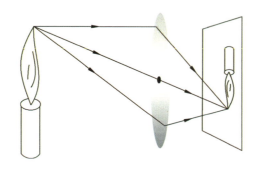

图 2-2　学习几何光学时，老师常画的成像示意图

二、屈光不正的分类与临床表现

屈光不正，按临床表现可分为近视眼、远视眼、散光眼，如图 2-3 所示。

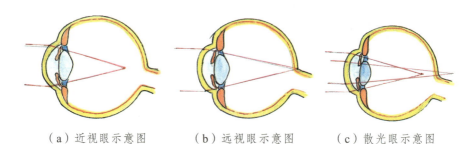

（a）近视眼示意图　　（b）远视眼示意图　　（c）散光眼示意图

图 2-3　近视眼、远视眼、散光眼示意图

注：a　近视眼看远处物体时焦点（红色线交汇点，即成像位置）落在视网膜前方；
　　b　远视眼的焦点落在视网膜后方；
　　c　散光眼形成了两个焦点，即出现重影。

（一）近视眼

由于眼轴（眼球的前后径）过长或角膜屈光力过大，当眼调节静息时，无限远处的平行光束经眼的屈光系统折射后聚焦形成的像在视网膜之前，从而形成了歪曲和模糊的影像，以致无法看清楚远处的物体，这被称为近视。

1. 近视眼的早期症状

或称近视力良好，看远处的东西模糊，但是看近处的东西清晰；看电视时习惯歪头；看书时，书与眼的距离移近且小于 30 厘米。由于太近，眼睛需要向内集合，容易产生视疲劳，因此，学习缺乏耐性，情绪急躁，行动和思维能力减退，全身症状有头痛、懒散等。

2. 近视眼的病因

关于近视眼的病因，人类至今也没有完全找到，以至于目前关于青少年近视防控的依据都不充分，这或尚需大量循证医学的证实。但基本共识是：遗传与环境（包括用眼卫生习惯）是近视发生与发展的最主要和基本的因素，两者之间也是辩证的。用通俗的语言来讲就是：不具备近视遗传因素的人，对近视的抵抗力好，这样的人群一般不会近视，但如果不重视用眼卫生，如喜爱躺着或者在黑暗的光线下长时间看书，这样不良环境的长期刺激，就会使其有患近视的可能，而且他的下一代就会有易感近视眼的遗传表达。这从表观遗传学的研究方面已获得证实。

具备潜在的遗传因素或体质的人群，对近视具有易感性，这样的人群在注重良好的个人用眼卫生习惯下，如做好眼保健操，近距离学习或工作时能保持良好的姿势且光线较好，并间断性地遥望远处，就可能避免近视的发生与发展；反之亦然。

3. 近视眼的分类

（1）按近视程度分类：

·轻度近视：100～300 度；

·中度近视：300～600 度；

·高度近视：600～1200度；

·超高度近视：1200度以上。

注：现在学者提出应500度作为中度近视与高度近视的分界线，因为500度的近视出现眼底损害的机会已经大大增加了。

（2）根据病程进展和病理变化分类：

·单纯性近视，又称学校性近视、青少年近视。大部分患者的眼底无病理变化，进展缓慢，用适当的镜片即可将视力矫正至正常，其他视功能指标多属正常。显著的临床特点是晚期病例矫正视力仍好。

·病理性近视。视功能明显受损，远视力矫正多不理想，近视力亦可异常，可发生程度不等的眼底病变，如近视弧形斑、豹纹状眼底、黄斑部出血或形成新生血管膜；可发生形状不规则的白色萎缩斑，或有色素沉着，呈圆形黑色斑（Fuchs斑）；视网膜周边部格子样变性、囊样变性；在年龄较小时出现玻璃体液化、混浊和玻璃体后脱离等。与正常人相比，发生视网膜脱离、撕裂、裂孔、黄斑出血、新生血管和开角型青光眼的危险性要大得多。常由于眼球前后径变长，眼球较突出，眼球后极部扩张，形成后巩膜葡萄肿。目前，无特效治疗方法，在早期不太好区分。如图2-4所示。

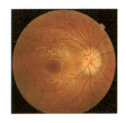 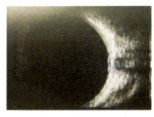 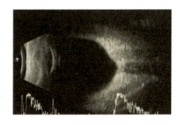

（a）正常眼底视网膜（b）B超所见正常眼球后部形态（c）病理性近视眼B超图

图2-4

① 单纯性近视与病理性近视的区别。

病理性近视眼属于遗传因素患病，近视程度与同龄人相比更高（最终大于1200度），且18岁以后，甚至50岁后近视程度仍然在加重；最终因合并有视网膜、黄斑病变而导致矫正视力极差，或失明。目前无预防办法，只有及早发现后进行早干预。两者的区别见表 2-1。

表 2-1　单纯性近视与病理性近视的区别

分类	单纯性近视	病理性近视
发病率	20%～25%	1%～2%
进展情况	18 岁后近视基本稳定	18～50 岁仍然随年龄增长近视度数增加
眼轴长度（眼球前后径）	常小于 26.5 毫米	常大于 26.5 毫米
最终矫正视力	≥1.0	<1.0，甚至失明
发育过程屈光度与最终屈光度	<8 岁，100 度；<12 岁，300 度；<18 岁，800 度最终常低于 1200 度	<8 岁，500 度；<12 岁，800 度；<18 岁，1000 度最终常高于 1200 度，最高可达 3000 度以上
眼底改变	眼底黄斑区少有并发症	常表现为后极部变性、萎缩、黄斑出血、变性、漆裂纹
发病机理	多基因及表观遗传	基本为常染色隐性遗传
发病年龄	高小后	初小前

② 病理性近视与普通高度近视的区别。

Tae Yokoi 对小于 15 岁的高度近视儿童连续观察 20 年发现：其中有 87% 的病理性近视在幼年时期已经有弥漫性视网膜、脉络膜萎缩病灶，成年后萎缩灶大多分布在整个视网膜后极部（黄斑就在这个部位的中心）。提示：应该高度重视对近视儿童的眼底检查及检测，按眼底病变发展演变的顺序，眼底检查及监测的着重点依次为：视神经颞侧萎缩弧——弥漫性视网膜、脉络膜病灶——后极部萎缩病灶——黄斑病灶。

（3）根据屈光成分分类：

·屈光性近视。主要由于角膜或晶状体曲率过大或各屈光成分之间组合异常，屈光力超出正常范围，而眼轴长度（眼球前后径）基本在正常范围。

· 轴性近视。由于眼轴延长，眼轴长度超出正常范围，角膜和晶状体等眼其他屈光成分基本在正常范围。

表 2-2　1984—1986 年各年龄段儿童眼球标准长度（单位：毫米）

	年增长均值	平均 V 值	眼轴标准均长	上限均值
出生第一年	0.6	9	16.2	无数据
1～满 2 周岁	0.6	10.5	17.7	无数据
3～满 4 周岁	0.5	11.5	18.7	20.5（参考）
5～满 6 周岁	0.4	12.4	19.6	21.1
7～满 8 周岁	0.4	13.1	20.3	21.5
9～满 10 周岁	0.4	13.9	21.1	22.0
满 11 周岁	0.3～0.4	14.3	21.6	22.4
满 12 周岁	0.3～0.4	14.6	22.0	22.6
满 13 周岁	0.3	15.0	22.4	22.9
满 14 周岁	0.3	15.3	22.7	23.2
满 15 周岁	0.2～0.3	15.6	23.0	23.6
满 16 周岁	0.2～0.3	15.85	23.3	23.9
满 17 周岁	0.2	16.1	23.5	24.1
满 18 周岁	0.2	16.3	23.7	24.3
满 19 周岁	0.1	16.5	23.8	24.5
满 20 周岁	停止	16.6	24	24.7

说明：下限均值差异过大，3 岁前儿童去掉上下 20% 后均值。

以上表格仅供参考，若眼轴明显超过同龄人，应予警惕。

中华医学会眼科学分会斜视弱视学组提出：眼轴长度在出生时为 16 毫米，3 岁时可达正视眼水平，约 23 毫米，此后以每年 0.1～0.2 毫米的速度生长，13～14 岁即可达到成人水平 24 毫米。发育期儿童的眼轴长度增长过快可能是向近视发展的趋向因素，但应考虑到伴随正常生长发育的眼轴增长。

（4）按近视眼视网膜病变分类（分级）（META-PM）：

·分级：

1 级：眼底（视网膜）呈豹纹状，乳头颞侧弧形斑（图 2-5）；

2 级：眼底呈弥漫性视网膜、脉络膜萎缩；

3 级：眼底呈斑块状视网膜、脉络膜萎缩；

4 级：眼底黄斑区（视网膜最中心区域）萎缩（图 2-6）。

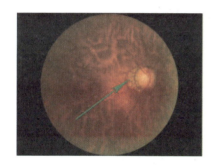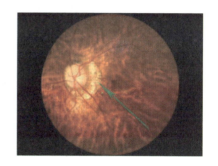

图 2-5　弧形斑呈半月形，位于视乳头颞侧（箭头所示）

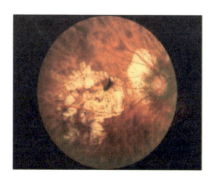

图 2-6　白色部分为视网膜脉络膜大片萎缩，
并伴有色素沉着，即 Fuchs 斑

·附加特征：

① 黄斑漆样裂纹（眼科眼底病专业医生可发现，荧光造影检查证实）；

② 黄斑新生血管（正常黄斑为无血管区）；

③ Fuchs 斑（眼科医生检查发现）（图 2-6）。

·意义。

对于 2 级以上眼底，另外具有至少 1 个附加特征，即可下病理性近视的诊断（图 2-7）。

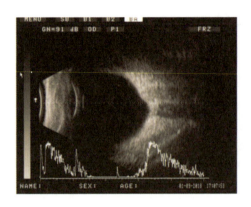

图 2-7　病理性近视眼 B 超图：可见眼球后部形态（轮廓）呈锥状向后延伸，形象称为后巩膜葡萄肿

（二）远视眼

由于眼球从角膜到视网膜的距离太短，当眼调节静息时，无限远的平行光束经眼的屈光系统折射后聚焦成像的位置在视网膜之后，以致看远处、近处的物体皆无法看清楚，称为远视眼（图 2-3b）。

远视眼在青少年时期的临床表现：因为青少年的调节能力强，所以低度远视眼，看远处、近处物体都能看清楚，但是时间久了容易发生眼疲劳；高度远视眼，则看远处、近处的物体都看不清楚，需要带凸透镜来矫正。

在眼的发育过程中，随着人身体长高、眼球变大、眼轴（眼球前后径）增长，远视的度数在不断减轻，而近视度数在不断发展。因此，从出生到小学阶段有生理性远视，是正常的；否则，必然会得近视眼。

（三）散光眼

由于角膜凹凸的不规则，造成各子午线的屈折力不一致，则经过这些子午线的光线就不可能汇聚于同一焦点，造成视网膜上影像模糊，有阴影或重影，这种屈光不正称为散光（图 2-3c，2-8）。

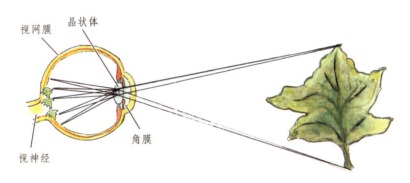

图 2-8　散光看东西的重影效果

1. 散光眼的临床表现

· 看远处物体时尤其看不清楚，有重影；
· 在近距离工作时常出现视疲劳。

高度散光患者，其远、近视力都减退，但头痛与视疲劳反而比轻度患者为轻，因为高度散光使眼无法通过调节来克服，就放弃调节，听其自然。但是如果不及时矫正，势必造成视网膜上的感光细胞长期得不到刺激从而形成弱视（即感光细胞功能退化，如同肌肉缺乏运动，就不发达，甚至退化一样）。

2. 散光眼的病因

散光眼多为先天性的，与眼睑的发育有关，而且随时间发生一定的变化。如：眼睑组织内的睑板（为致密纤维组织结构）过厚，眼轮匝肌内外眦韧带过紧，势必使眼睑压迫眼球角膜过重，引起角膜在水平方向的曲率改变（中央大，周边变小），从而产生水平方向的近视散光（又称顺轨散光），如图2-9所示。200度以下的顺轨散光往往对视功能影响不大，因为顺轨散光是水平方向的散光，而眼睑也是水平方向闭合的（兔眼则正好相反），因此，只要眯眯眼睛，这个顺轨散光就会被克服。

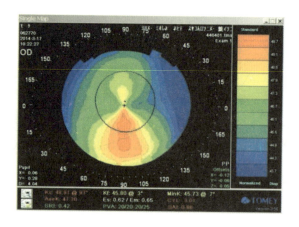

图 2-9　顺轨散光角膜地形图

近视眼在看远处物体时，焦点（红色线交汇点，也即成像位置）落在视网膜前方，远视眼的焦点落在视网膜后方，而散光眼，则形成两个焦点，即会出现重影。

而中年后，睑板及轮匝肌逐渐发生萎缩（退化），眼睑松弛，眼球形态随自身的压力朝无阻挡的方向（中央垂直方向）变形，从而产生垂直方向的近视散光（又称逆轨散光）。在角膜地形图检查仪上可见图像如图2-10、2-11所示。

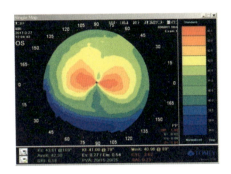

图 2-10 逆轨散光角膜地形图

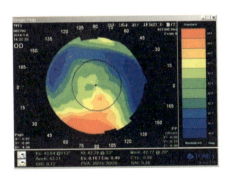

图 2-11 不规则散光角膜地形图

有的人因为角膜外伤或角膜溃疡治愈结疤、手术等，也会形成散光，这多为不规则散光。

3. 圆锥角膜疾病

散光程度过大，特别是短期内急剧发展，要考虑圆锥角膜的可能，这是一种较为罕见的角膜疾病。角膜屈光手术后的患者，如准分子激光近视矫正手术后，也有这方面的报道。其原因可能是角膜厚度因激光切削后过薄，导致角膜胶原组织应力不均而发生的角膜锥形变形。

三、双眼视觉或双眼单视

1. 双眼视觉或双眼单视的概念

同一外界物体在两眼视网膜相应部位（对应点）所形成的像，经过大脑枕叶的视觉中枢后融合为一，使人们感觉到不是两个相互分离的物体，而是一个完整的立体形象，这种功能称为双眼单视。它是双眼视觉的基础。

2. 双眼视觉或双眼单视形成的条件

第一，两眼球都有一个健康的黄斑，这样就可以在双眼的黄斑形成两个大小几乎相同的清晰像。而且，黄斑中心的视力必须大大超过视网膜其他区域的视力，才可能有足够的神经反射刺激由神经传导到眼外肌（每个眼球各有上下左右四条直肌主管上下左右的运动和两条斜肌起辅助作用），把眼球位置摆正并维持所注视物体的像恰好落在视网膜的中心凹上。

第二，眼肌的功能必须正常。

第三，要有一个完善的支配眼睛的神经系统，它既可以支配双眼的肌肉使之做共济运动，以使双眼共同向注视点注视，还可将两眼的像完整地传到视觉中枢，并且借助于视觉生理心理过程把它们融合，形成双眼单视，否则就会出现斜视（图 2-12）。

这好比我们拍摄立体电影时，两部摄像机始终维持一个合理的角度，并随被拍摄物体同向协同转动。

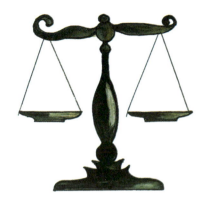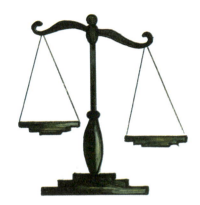

图 2-12 斜视示意图

四、立体视觉及其形成

我们已经知道双眼是密切、联合工作的，并将两个眼睛的像融合成一个单一的像，这与上面所举的用两部摄像机拍立体电影的例子一样。但实际上两眼在各自视网膜上形成的像是不完全相同的。当看同一个物体时，右眼看到物体的右侧多些，而左眼看物体的左侧多些，因而在各自视网膜上成的像只是大同小异。人类正是利用这种差异，再借助手和脚的直接接触和环境中的参照物的对照，长期培养，逐渐使在中枢融合的像具有立体感。

五、像差及其与屈光不正的关系

眼睛的成像原理和照相机一样，但是照相机成的是一个倒立的像，没有立体感；而由于大脑的融像作用，可将双眼视网膜的倒像形成清晰的、立体的正像。在理想的人眼里，有着理想的屈光系统，被注视物体可在视网膜上聚焦成一个十分清晰的物像或聚焦面（此聚焦面正好与黄斑区的视网膜贴合或重合在一起）（图 2-13）。

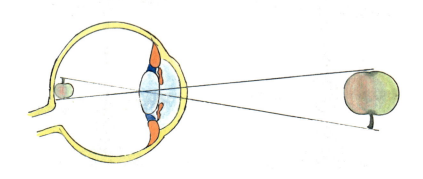

图 2-13　正常屈光系统形成的清晰物像，物像正好位于视网膜黄斑区（即视乳头旁）

但人眼的屈光系统并不理想，存在如下缺陷：

（1）角膜和晶状体表面并非绝对规则、平滑的类球面，微观下的角膜表面好似高低起伏的山峦。

（2）角膜和晶状体的光轴不同。

（3）角膜和晶状体的结构或均匀性不相同，它们都可使折射后的光线出现局部偏差。

可以这样简单化理解像差，即当被注视的物体发出的光线经过不同的介质或同一介质的厚薄不同处时就会产生不等的折射，当被注视的物体在视网膜黄斑区聚焦时，不能正好与黄斑区视网膜贴合或重合在一起，而是形成前后不一的聚焦面，致使成像模糊，把与理想的聚焦面之间的差距称为像差。

下面以角膜为例。在角膜地形图仪上所看到的角膜并非一个光滑的球面（类似凸透镜），而是类似于一个高低起伏的山峦（图 2-14，2-15），高的部分可看作凸透镜的作用更强，而低的部分作用则较弱。虽然在宏观整体上起到的是凸透镜的作用，但微观下的凸与凹面形成的像不同于视网膜黄斑水平聚焦面上的像，这就会产生像差（图 2-16）。像差分为低阶像差和高阶像差。低阶像差就是近视、远视、散光，而高阶像差为不规则散光等（图 2-17）。低阶像差用几何光学可以做解释；而高阶像差种类繁多，常见的有慧差、球差、三叶草、四叶草等（图 2-18），需用物理光学继续解释，它对从事屈光手术和白内障专业的医生非常重要。这里不做介绍，待同学们进入高校学习高等物理后，方能理解。

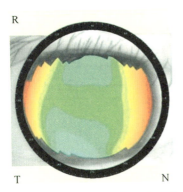

图 2-14 角膜地形图仪检测的图像，不同色彩说明角膜表面的弯曲度不规则

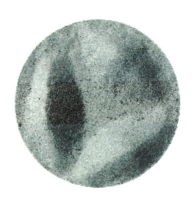

图 2-15 为图 2-14 对应的模拟角膜表面地形图，显示为高低不平、山峦起伏

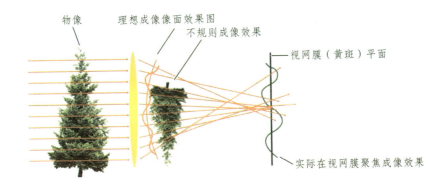

图 2-16 模拟像差形成的原理

在图 2-16 中，左侧为物体，即松树；中间黄色凸透镜象征性地代表角膜、晶体；右侧黑色直线代表视网膜黄斑区聚焦平面。在理想状态下，松树在眼内所成物像像面应与此聚焦面完全吻合，形成一个侧面看起来也与视网膜平面完全贴合的直线，但实际情况是由于角膜与晶体的不规则，导致物像的像面，部分在视网膜前，部分在视网膜后，未与视网膜完全贴合，从侧面看起来就是一条曲线。

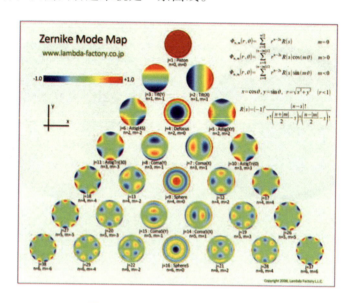

图 2-17　Zernike 标准 7 阶像差图

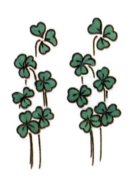

图 2-18　高阶像差中的三叶草，因像差图酷似植物三叶草而得名

如果人眼的各种像差得到了消除，理论上就可以达到鹰的视力，如视力达到 3.0。

以屈光度（验光的结果）为手术参数进行的 LASIK（准分子激光角膜磨镶术）手术是传统的 LASIK；而以像差（像差仪的检查结果）为依据进行的 LASIK 被称为波前像差引导的 LASIK，又被称为个性化的 LASIK（之所以称为个性化，是因为不同人的屈光度数可以相同，但像差却不同）。虽然波前像差的设计构想来自美国的哈勃太空望远镜的成像原理，但目前它可应用于近视矫正，这一技术还需要进一步完善。

六、屈光参差性视觉障碍

1. 屈光参差概念

两眼的屈光度数不相对称，称为屈光参差。在眼的发育过程中，远视度数在不断减轻，而近视度数在不断发展。如果两眼的发展进度不同，就会引起屈光参差。屈光参差多数是先天性的，并且有的会合并，程度不同时面部发育也不对称。屈光参差很常见，但绝大多数的屈光参差均在 100 度以内，且有多种表现类型：可以是一眼正视，另一眼为远视、近视或散光；或者两眼都有屈光度，但各自的度数或种类不同。一般规定，低于 150 度的屈光参差属于生理性。

2. 屈光参差性视觉障碍

屈光参差的视觉障碍有三种：

（1）双眼视力降低，一般出现在屈光参差度数较小的人（即 250 度以内的人）。当双眼的眼镜度数相差 250 度时，虽然双眼各自均可以获得清晰的成像，但这两个像的大小不等，相差有 5% 的像差，这在中枢融合成一个立体像时就会有障碍。即两眼之间的屈光参差最大耐受度为

250 度。对于较小屈光参差度数的人来讲，虽然可以耐受，但必然需要克服双眼之间的调节矛盾和融合（成一个立体像）困难，故有视疲劳和视力降低。

（2）交替视力，常发生在一眼是近视，一眼是远视的两眼屈光参差较高的人。因为双眼的合像已不可能，两眼就自行交替地使用，有远视的那只眼功能发挥为看远处，而有近视的那只眼则用于看近处。

（3）单眼视力，也发生在屈光参差较高的人，而且从幼年即有。在幼年时，屈光缺陷较重的眼，其视网膜黄斑部的视觉细胞就失去了功能性锻炼的机会，形成废用性弱视，故只有单眼视力。此时，弱视眼多发生眼外斜视，即废用性外斜视。

第三章 斜视、弱视与夜盲

一、斜 视

1. 斜视概念

斜视俗称"斜眼、对眼、斗鸡眼",顾名思义,就是眼球位置不正。用医学术语描述则是:当一只眼睛固视某一目标时,另一只眼的视线偏离该目标,可以导致缺乏或丧失双眼视功能,丧失立体视,影响容貌,如图 3-1 所示。

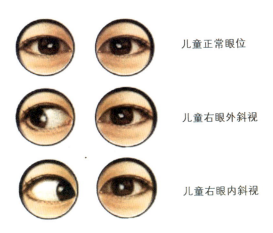

儿童正常眼位

儿童右眼外斜视

儿童右眼内斜视

图 3-1 斜视正常眼位对比

临床最多见的是共同性斜视，又分隐斜视或显斜视。正常情况下，我们的双眼之所以能够保持同时对准注视点，是因为有正确的合像发射系统作保障，即只要有双眼的合像冲动出现，双眼就会自动同时锁定注视点。如果合像冲动或刺激只给予一只眼，即把另外一只眼遮盖起来，只让一只眼注视，这时双眼固视的位置如果不能够维持，被遮盖的眼发生了偏斜，就构成隐斜视。这时如果一旦取消遮盖，则被遮盖的眼又马上恢复到注视合像状态。如果眼肌的不平衡程度进一步增加，即使双眼的合像刺激未被取消（即遮盖取消），眼位仍然发生偏斜，就被称为显斜视。中枢神经系统具有融合功能，为使双眼的成像融合成一个像，即保持双眼单视，它会最大限度地克服眼球的偏斜。

2. 斜视的类型及大体成因

斜视从病因上分为共同性斜视和麻痹性斜视。其中，共同性斜视多为屈光原因形成。例如，远视眼由于看近处时过多使用调节和内集力（双眼看近处时都向内集合的力），导致内斜视，而高度近视不动用调节，间接的内集力也不足，从而导致外斜视。麻痹性斜视往往是由于病变直接侵犯了某条眼外肌或支配肌肉的神经造成眼球以某个固定方向的斜视，这在老年人多见，原因甚多，以有高血压、糖尿病等基础疾病的患者易发生。

二、弱　视

（一）弱视概念

很多家长朋友不太清楚什么叫作弱视，所谓的弱视指在排除眼睛有器质性病变的前提下，那些眼球看上去正常而单眼或双眼视力低下，通过正确验光配戴眼镜也不能改善视力。也就是配镜视力达不到 0.9，就要考虑是否为弱视。换言之，弱视儿童不论怎么戴眼镜，他们的矫正视力仍然低于 0.9。但生理性弱视除外，如 3 岁小孩的正常视力为 0.5，8 岁儿童正常视力为 0.8，就不能误诊为弱视。

其原因是幼儿的眼球在发育期间，眼底黄斑中心凹的视觉细胞得不到足够的正常锻炼，缺乏清晰成像的刺激（即形体视觉清晰度有障碍）而影响了视觉细胞的发育，从而失去了对精细空间分辨的能力。近视眼往往很少形成弱视，因为近视眼在看近处的时候，即使不戴眼镜也会在视网膜黄斑形成清晰的像，达到了维持黄斑视觉细胞发育的目的。而度数较高的远视眼不戴眼镜必然是看远处和看近处都不清晰，达不到刺激黄斑发育的目的，而形成弱视。另外，双眼近视程度相差较大的人，由于生活中往往以近视程度较低的眼为主视眼，而近视程度高的非主视眼就会缺乏清晰的形觉刺激逐渐形成弱视。国外的医学专家把屈光手术提前到部分有屈光参差的儿童中进行，其目的就是防止弱视。

（二）弱视的主要分类

根据引起弱视的原因，又可以把弱视分为如下几种类型：

1. 屈光不正性弱视

这是最常见的类型，尤其是高度远视或散光的孩子，容易发生这类弱视。这类弱视中，大多数是没有戴眼镜矫正所致，一旦戴上合适的眼镜，其矫正视力就会逐渐提高。对双眼高度近视且度数差别不大的儿童来说，很少会发生弱视，因为近视孩子的近视力一般不会出现问题。当然，如果双眼近视的度数差别很大，度数较高的那只眼还是可能会出现弱视的，这种情况属于下面介绍的屈光参差性弱视。

2. 屈光参差性弱视

屈光参差是指孩子双眼的屈光度数差别大，造成物体投射到两眼的眼底时，清晰度不同或大小不等，两个物像不能融合到一起，大脑视中枢就会抑制屈光度数较大的那只眼，时间久了，该眼就容易形成弱视。

3. 形觉剥夺性弱视

形觉剥夺性弱视一般发生在有角膜混浊（外观上可见黑眼球不透明）、上睑下垂（上眼皮睁不大）、先天性白内障（出生后可见瞳孔区发白）或长期不恰当遮盖单眼的儿童。这些问题会导致光线不能充分进入眼内，使得眼底的黄斑不能接受正常的光刺激，也就不能形成清晰的物像。由于黄斑长期不发挥作用，其功能逐渐退化，进而发生弱视。这类患儿常合并斜视或眼球震颤。此外，握笔的姿势不正确、眼镜度数错误也是形成原因之一。

4. 斜视性弱视

患儿因为有斜视，一只眼睛持续处于偏斜位置，大脑视皮质中枢就会抑制有斜视那只眼的视功能，长期下去这只眼睛就会出现弱视。

（三）弱视的异常表现

弱视孩子的表现和近视、远视很相似，不易被发现，加之孩子太小，很少定期检查视力，导致弱视更容易被家长疏忽。那么，家长如何才能早期发现孩子是否有弱视呢？

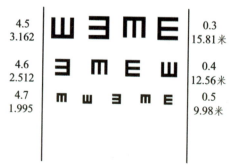

（a）弱视儿童不能看到更小的视力

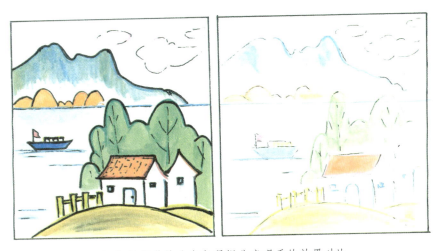

$\dfrac{5.0}{1}$	1.0（5米）
$\dfrac{5.1}{0.794}$	1.2（3.97米）
$\dfrac{5.2}{0.631}$	1.5（3.15米）

（b）正常学龄儿童视力一般在 0.8 以上

（c）正常学龄儿童与弱视儿童观看的效果对比

图 3-2

（1）孩子有斜视就要警惕弱视：如果发现孩子看正前方的东西时，两只眼球的位置不对称，即一只眼球在中央，另一只眼球位置发生偏斜，就说明孩子可能存在斜视，这时要尽早带孩子去医院就诊，同时查看孩子是否继发了弱视。因为斜视孩子的双眼不能同时看东西，他常常用一只眼注视物体，时间久了，偏斜的那只眼就会形成弱视。

（2）孩子看东西爱凑近、眯眼或歪头，要尽早查视力：屈光参差性弱视和屈光不正性弱视是很难发现的，因为孩子年龄小，不会描述他看见的东西。但也并不是无迹可寻，孩子一只眼视力比另一只眼好，或者两眼都有屈光不正时，细心的家长可以发现，孩子看东西时有以下几个特征：① 特别喜欢凑得很近；② 总是眯着眼睛看；③ 感觉看东西很吃力；④ 还有一些孩子看东西时会歪着头。这些现象都提示，孩子可能存在视力低下的问题，家长一定要高度警惕弱视，要尽早带孩子去医院检查。

（3）教会孩子看视力表，视力低于正常值要及时就诊：建议家长教会孩子看视力表，一般3岁左右的孩子经过简单的视力教认，绝大多数都会认视力表。家长可以买一张标准视力表，挂在5米远的墙上，注意光线充足，要定期让孩子识别，以检查视力情况。上了幼儿园的孩子，学校会定期进行视力检测。检查时要注意，一定要分别遮盖孩子的眼睛来检查，尽量别让孩子的双眼同时看，以防单眼弱视被漏检。最好反复认真检查几次，若一眼视力多次均低于同年龄段孩子的正常值，就要带孩子到医院做进一步检查。

（4）婴幼儿遮盖一只眼后哭闹、撕拉遮盖物，就要当心弱视：婴幼儿不会描述也不能配合视力检查，这时可以做遮盖试验，以大致了解孩子双眼的视力情况。家长可以有意遮盖孩子的一只眼，让孩子用单眼看东西，如果遮盖后孩子很安静，而遮盖另一只眼睛时却哭闹不安或撕抓遮盖物，说明孩子不愿意家长遮住他视力好的眼睛，这就提示家长，孩子的未遮盖的眼的视力很差，应尽早带孩子到医院检查，采取必要的治疗。

弱视的早期发现，最重要的还是要依靠家长的细心观察和定期视力检查。生活中如果发现孩子有上述表现就要警惕，应及时带孩子去医院检查。当然，也建议家长们定期给孩子做视力检查，别等到上学后体检时才发现，这样会耽误弱视的治疗。

三、夜　盲

（一）夜盲与昼盲的概念

1. 夜盲

夜盲是指暗适应能力下降，这类人在光线暗淡环境下表现为视觉障碍，行动困难，但在明亮环境下视力仍较好或保持正常。

症状是：怕走夜路，不能晚上驾车。病因多见于维生素 A 缺乏、视网膜色素变性、白点状视网膜炎、视网膜脉络病变、视神经萎缩、周边性白内障、高度近视、肝脏疾患后引起的视网膜功能不全等。尤其是高度近视，它不仅仅是光学意义上的成像偏差，还表现在眼球诸多组织结构上均有不同程度的伴随病变，如玻璃体浑浊、视网膜萎缩、光感细胞减少和变性等。

2. 昼盲

昼盲是非常罕见的，有先天性视网膜黄斑营养不良的患者易发生昼盲，如：锥细胞（分辨颜色的细胞）发育不良，可出现白天视力反而比夜间差。

（二）夜盲的分类

夜盲可分为先天性夜盲和后天性夜盲。先天性夜盲是染色体显性或隐性遗传病，或与其他遗传性视网膜病并发引起的，如原发性视网膜色素变性，暂无方法治疗。后天性夜盲是由后天性全身疾病或眼病引起的，多见于维生素 A 缺乏、肝病、甲亢、晚期青光眼、高度近视、视神经萎缩等，可针对病因给予不同的治疗。

（a）正常人在稍暗环境下的视觉感受（基本能看清台阶）

（b）夜盲患者在同样环境下的感受（辨别台阶困难）

图 3-3

第四章 近视的防控与治疗

一、正确认识近视及其变化

1. 假性近视概念

假性近视是由于长期看近处或其他药物等作用，眼内调节肌长期处于紧张调节状态，以致看远处时调节肌不能恢复到平静状态而导致的近视。假性近视通过麻痹睫状肌（即解除紧张的调节状态）的方式可以获得消除，常用的方法是阿托品眼膏或眼液散瞳。现在医学认为，假性近视可逐渐过渡成真性近视。50%的近视眼属于混合型的，即既有假性近视成分又有真性近视成分。

2. 假性近视与真性近视的鉴别方法

散瞳查视力法：先测裸眼视力，再用阿托品眼膏涂眼待瞳孔散大后再查视力，比较散瞳前后的视力。由于阿托品具有麻痹睫状肌以放松调节和散大瞳孔的作用，因此，如瞳孔充分散大后，验光仍然有近视度数则为真性，没有近视度数则为假性。

3. 假性近视的治疗方法

假性近视需要适当治疗，方法是由医生根据其程度，开具不同浓度或强度的睫状肌麻痹眼液，要按照医嘱点用（后面还有详述）。

虽然假性近视不在防控之列，但需要高度重视假性近视向真性近视的发展。最佳建议就是增加户外活动，减少阅读时间。

二、近视与眼镜

（一）近视与框架眼镜的因果关系

经常有家长抱怨：孩子的眼镜（这里指的是框架眼镜）越戴近视越深，这是不是由眼镜引起的？

其实，近视发展本身就是逐年加深的。因为在 18 岁以前身体始终在发育，包括身高、体重、眼轴等都在增加，而眼轴每增加 1 mm，就会加深近视 300 度，所以即使不戴眼镜，度数也会加深的。而正确配戴眼镜的目的是缓解眼部的过度调节，从这个角度看，近视加深与框架眼镜没有因果关系。

但最新研究认为：近视眼配戴框架眼镜后，患者在注视目标时，经常是头部并未转动，而是眼球在镜片后转动并注视不同角度的目标（即此时镜片与眼球未同步注视），这样容易导致黄斑中心离焦和旁中心离焦的发生。即眼球在眼镜片后面转动时，利用的是眼镜片周边的曲率矫正近视，而镜片周边的曲率较中央更高，相当于此时矫枉过正，形成远视离焦，进而引起近视的过快增长。所以从这个角度看，近视与框架眼镜存在因果关系，家长的抱怨是有道理的。

现在普遍配戴的框架眼镜有一个问题，即会造成旁中心离焦。也就是说，我们戴框架眼镜后注视到的目标中心刚好成像在视网膜黄斑中心，但这个目标中心点旁边物像的成像会落在视网膜黄斑后形成远视离焦（一般框架眼镜都具有的局限）。在动物试验中已经证实这种离焦状态同样会造成近视的发生及发展。

角膜塑形镜很好地解决了这个问题，即配戴角膜塑形镜可明显减缓近视的发展速度，控制近视增长。

另外，眼球常常在眼镜后转动并寻找目标（即此时眼镜与眼球没有同步转动），也常常造成主动离焦，加快近视的发展，这可能就是家长常常抱怨孩子戴眼镜后近视程度发展快的原因。普通隐形眼镜及角膜塑形镜均能很好地解决这一问题。如图 4-1 所示：眼球在镜片后自主转动。

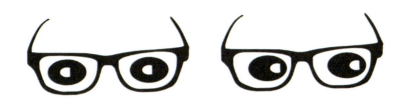

图 4-1 眼球在镜片后常常发生不随眼睛同步转动的现象

（二）配镜与验光

1. 医学验光配镜与普通验光的区别

普通的常规验光，其目的仅是让屈光不正者看清物体，其检查方法及设备相对简单，仅仅是检影验光、电脑验光得出屈光度数，然后试戴镜片等过程。而医学验光严谨有序，与之相应的验光设备要求很高：

（1）检查主导眼眼别，使验光后优势眼的矫正视力略好于对侧眼。通常，左撇子的人，右眼是主视眼，右撇子的人，左眼是主视眼。

（2）检查眼位。内斜时，近视眼配镜度数浅些，远视眼配镜度数深些；外斜时，近视眼配镜度数深些，远视眼配镜度数浅些。

（3）检查调节力。调节力过强时，近视眼配镜度数浅些，远视眼配镜度数深些；调节力弱时，近视眼配镜度数深些，远视眼配镜度数浅些。

（4）核准散光轴向。顺规散光配得浅些，逆规散光应配足。

（5）要求配镜后的双眼调节保持平衡。

最后综合上述检查，出具科学的验光处方进行医学配镜。另外，医师还会根据您的个体情况，给出预防或减缓近视加深的建议或药物，要求达到不仅配镜清晰而且能阅读持久和起到眼医疗保健的目的。

2. 依据人工智能识别技术的验光

国外已经利用人工智能技术（AI）创新性地研制出无须专业验光工具即可在平板电脑上完成的验光。该技术是基于人工智能不断深度学习不同屈光度患者的视觉感受，包括所对应的散瞳后视觉感受，以图片方式表达；之后，让患者在一定距离范围内点击平板电脑给出的图片，即可模拟回答被检测者的验光度数，使用非常方便。以同样的原理，还可模拟测算出患者的视功能其他方面的指标。当然，尚需医学长期验证。

3. 散瞳剂的使用

大多数散瞳剂，如阿托品、后马托品、复方托吡卡胺等既有散大瞳孔的作用，又有强弱不等的麻痹睫状肌以放松调节的作用。而少数散瞳剂仅有散大瞳孔的作用，如：新福林滴眼液。

中华医学会建议 12 岁以下，尤其是初次验光，或有远视、斜弱视和较大散光的儿童，一定要进行睫状肌麻痹验光，确诊近视需要配镜的儿童需要定期复查验光。

临床上常用的睫状肌麻痹药物有：1%阿托品眼膏或凝胶、1%盐酸环喷托酯滴眼液（商品名：赛飞杰）和复方托吡卡胺滴眼液。其中，1%阿托品眼用凝胶的睫状肌麻痹效果最强，适用于 7 岁以下的近视儿童，尤其是远视和斜弱视的患者应首选使用阿托品眼用凝胶散瞳。1%盐酸环喷托酯滴眼液的睫状肌麻痹效果仅次于阿托品眼用凝胶，且作用时间较短，可考虑作为不能接受阿托品眼用凝胶时的替代，以及 7~12 岁近视儿童的散瞳验光。复方托吡卡胺滴眼液持续时间短，作用强度在三者中最弱，适用于 12~40 岁人群，临床上也可用于 7~12 岁近视儿童的散瞳验光。

需要注意的是，麻痹睫状肌后的验光结果可让医生对该眼无调节状态下的屈光不正情况有初步了解，但并非就是最好的矫正处方，最后的矫正处方一定是权衡双眼的屈光情况、主觉验光情况、双眼平衡及患者的具体视觉要求后确定。

三、近视的防控

（一）影响近视的环境因素

我们的眼睛就像一个能够自动调焦的傻瓜相机，调节焦点的睫状肌就像一根橡皮筋，如果长时间看近处，橡皮筋会长时间处于拉伸状态，它的自动回缩能力就减弱，而如果长期处于放松状态，它也会出现老化，拉伸效果出现下降，表现在眼睛上就是调节灵敏度的下降。我们之所以建议培养青少年打乒乓球或羽毛球，就是为了提高其调节灵敏度，控制近视发展速度。

近视眼与遗传和环境因素相关，而环境因素又通过表观遗传方式影响近视的发生。在目前人类尚不能直接修饰遗传基因的情况下，应把防治重点放在改善客观环境和改变不良的用眼习惯上。极少数先天性近视是完全由遗传决定的，这类近视的发生与发展往往不可避免，但在医生的良好建议下，近视的加深会得到有效的控制。

（二）近视的防控

（1）掌握正确的握笔姿势和坐姿。

握笔姿势不正确、坐姿不正确等，均能影响近视的发生与发展。另外，照明不足、镜片起毛、字迹不清等也能影响近视的发生。因此，握笔时，要求食、拇指距笔尖一寸，食、拇指分开，以看清笔尖。如图4-2、4-3及4-4所示。

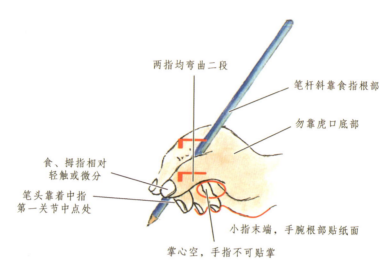

两指均弯曲二段

笔杆斜靠食指根部

勿靠虎口底部

食、拇指相对
轻触或微分

笔头靠着中指
第一关节中点处

小指末端，手腕根部贴纸面

掌心空，手指不可贴掌

图 4-2　正确的握笔姿势

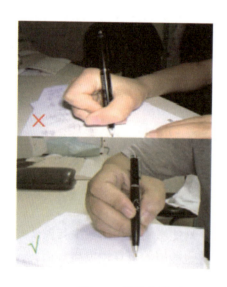

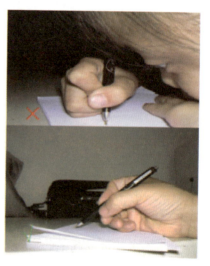

图 4-3　握笔姿势对比（上面两幅图均为错误姿势）

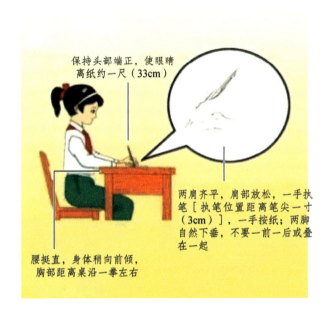

图 4-4　正确的坐姿

（2）改善视觉环境。

当视网膜黄斑上的物像不清时，也易造成近视的发生与发展。因此，要保持阅读环境中适宜的光亮度和对比度，每个桌面的平均照度值不应低于 300 勒克斯（lux），照明应无眩光或闪烁，黑板无反光，勿在阳光照射或暗光下阅读或写字。阅读距离不宜过近，眼与读物距离保持在 25 ~ 30 cm。

（3）科学验光配镜。

当物像位于黄斑后，易促使眼轴拉长，如验光配镜不当，会使近视过度矫正。

（4）保持正常生活规律。

不在乘车、走路或卧床情况下看书。不要近距离用眼或使用电脑，时间不应太长，用眼 1 小时后应休息 10 分钟左右并看远处，使调节松弛。

（5）减少遗传因素的影响。

高度近视眼一般属于常染色体隐性遗传，因此，父母均为高度近视的子女一般也易发展为高度近视。

（6）定期检查视力，注意营养，不偏食；加强锻炼，增强体质。

乒乓球和羽毛球是非常好的运动项目，因为球的远近运动，可有效训练眼球调节灵敏度，从而达到防控近视的目的（见近视形成的原因），如图 4-5 所示。

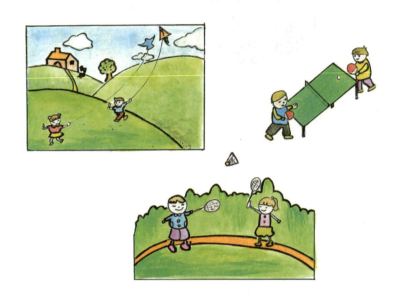

图 4-5　护眼的户外运动

（7）最重要防控措施是：增加户外活动，减少阅读。

国内外专家几乎一致认为户外活动对近视防控起很大作用。试想，牧羊童之所以不产生近视，就与户外阳光有很大关系，但是其原理尚不清楚。笔者也设想在学校建一所阳光玻璃教室，以便科学观察与对比这种教室与普通教室的学生近视发生的比率。

（8）角膜塑形镜及阿托品眼液对近视有控制作用，见治疗部分。

四、近视的矫正和治疗

无论是未成年人还是成人，其首选是配戴框架眼镜治疗；18～50岁的人群可选择手术治疗；如果是未成年人且双眼屈光参差在250度以上，也可以考虑手术治疗。

需要强调的是：手术矫正近视，只是通过激光或人工晶体的方式将眼镜戴到了眼表或眼内而已，并非从病因（遗传基因）和病理、生理、解剖（近视特有的玻璃体、视网膜结构）角度完全根治近视。目前，18岁以下人群的近视治疗，主要以配镜为主。

（一）配镜治疗

1. 配戴框架眼镜

近视有真假之分，凡假性近视患者，如注意用眼的劳逸结合和用眼卫生，坚持做好眼保健操，再结合药物治疗，一般不需要戴眼镜。对于混合型近视患者，可经过一段时间的药物治疗再行验光配镜。在真性近视中，轻度近视患者可一次矫正；中度以上近视患者可酌情分两次矫正，因为第一次戴高度数的镜片难以适应，可以先给一个度数低一点的进行适应，一般宜用最低度数达到较好视力或获得视力的最低度数的镜片，以防矫正过度。高度近视患者视远处时尽量戴足，对初配眼镜者可适当降低度数，更换镜片时再逐渐增加；视近处时镜片度数宜减 1/3，因为如果完全矫正，则看近处时就需要加大调节力度，容易引起度数进一步加深，而且容易出现视疲劳。

2. 普通隐形眼镜、RGP、OK镜（统称角膜接触镜）

（1）隐形眼镜。

隐形眼镜，又叫软性角膜接触镜，用来矫正屈光不正，具有配戴美观、方便、视野较大、无棱镜效应和视物更清晰的特点，特别适合高度近视患者。另外，我们知道框架眼镜的光学镜片由于远离角膜，不仅导致近视可能过快增长，而且在成像过程中的两次折射会使其成像大小有所改变，而隐形眼镜紧贴角膜不用考虑放大率的问题，也无远视离焦的状况发生，故可用于治疗屈光参差。缺点是：机械强度差，较脆，不很耐用，容易变得与角膜曲面完全一样，不能充分矫正 2.00D 以上的散光，消毒手续也较麻烦，容易引起眼部感染，如结膜炎、角膜炎等。且软性的光学作用不如硬性者好。

（2）RGP（Rigid Gas Permeable Contact Lens）。

RGP，即硬性接触镜，全称为硬性透氧性角膜接触镜，它不但光学性能好而且能矫正散光，主要是因为 RGP 的高分子聚合材料具有高透氧、硬性不吸水等特性。其中，高透氧性保证了我们的角膜一直处于有氧代谢环境；硬性不吸水的性质可使镜片戴上后，在镜片后表面和角膜表面之间形成一个由泪液填充的小腔隙，即泪液镜，它能把不规则的角膜表面润滑成与硬性、不变形的镜片一样规则、平滑的表面，即矫正了角膜散光（我们的角膜并不是完全光滑的球面，在放大镜下，它如同高低起伏的山峦，这是造成散光的主要原因。泪液镜可以较好地矫正散光，让我们的角膜重新回到光滑的状态，获得良好的视觉效果）。RGP 现已被大多数患者所接受，因为它更符合角膜的生理需求，并能起到一定的矫正圆锥角膜的作用。有人推测，它还具有控制青少年近视加深的作用，但适应期稍长些。

RGP 验配时需要根据每个人的角膜情况进行定制，以使其内表面曲率可以与角膜表面曲率有更好的配适。另外，它比我们的角膜要小，所以当我们眨眼时它会在角膜上活动，这就保证了我们的角膜处泪液能良好地循环且使角膜健康。而且这两个特性决定了它比普通的软性隐形眼镜具有更佳的视觉质量和更高的安全性，但在舒适性方面略差些。对于严重散光（高度散光或不规则散光）的近视患者，它可以说是最佳选择。对于其他的高度近视患者来说，RGP 可以提供更清晰的视觉效果，因为 RGP 不会出现高度数框架镜片所产生的像差、球差、慧差等引起视觉质量不佳的问题（而且 RGP 可以矫正的范围也很广：－25.00 到+25.00）。

所以对高度近视患者来说，它也是一个良好的选择，较框架眼镜可起到一定的近视防控作用。

（3）OK 镜（Orthokeratology Lenses 角膜塑形镜）。

这是另一种特殊的逆几何形态设计的硬性角膜接触镜，夜间配戴，白天即可恢复正常视力。因为其特殊的设计可以渐进改变角膜表面的形态（在夜间睡眠时），使角膜中央的曲率变平，周边部变陡，从而解决旁中心离焦的问题（这是近年来被部分眼科专家认为是近视形成的主要原因），所以认为它有助于控制近视的发展。而在实际工作中我们也发现，能坚持配戴 OK 镜的青少年，近视增长的速度明显变缓。不同地区的流行病学调查发现：配戴 OK 镜的青少年，其近视增长为 6～8 度/年，而配戴普通框架镜者为 50～60 度/年。中华医学会眼科学分会斜视弱视学组提出：长期配戴角膜塑形镜可延缓青少年眼轴长度进展约 0.19 毫米/年（控制眼轴的增长就是控制近视的增长）。在一般接触镜适应症与非适应症的基础上，重点强调未成年儿童需要有家长监护配合治疗。对于较高屈光度数等疑难病例的验配，需由临床经验丰富的医师酌情考虑验配。但是 OK 镜真正能够控制近视的原因是什么，其实还有待进一步研究。另外，它也有一些局限性和缺点。因为价格昂贵、夜戴和使用人群多为未成年人，如果验配和使用不规范，可能造成严重的不良后果。2001 年卫健委还专门出台了相关政策，把它作为一种医疗技术做出了严格的规定。其次，因为要对角膜进行塑形，所以度数较高的近视患者是无法完全矫正的，散光较高的近视患者配戴后也易出现严重偏位，从而无法达到矫正效果，甚至造成角膜损害。

3. 角膜接触镜的弊端

人类的角膜是没有血管的，而角膜组织的供氧直接来自空气；人类的瞬目活动是角膜供氧的更新机，即我们每眨一次眼，角膜上皮就会得到 20% 的氧气交换；而戴隐形眼镜后，这一切都会打一定的折扣。这是所有隐形眼镜的局限性。

（二）药物治疗与防控

用于治疗与防控的药物：阿托品滴眼液、托吡卡胺滴眼液为抗乙酰胆碱药物，具有快速扩瞳和麻痹睫状肌的作用，但必须在医生的指导下用药。现在用低浓度阿托品眼药来控制近视的发展越来越受到重视，我们医院在长期的就诊中也发现对初发的青少年近视患者它有明显的控制效果。但使用阿托品眼药后也有一些不良反应，如眼压的担心、外斜的发生及瞳孔放大后的活动受限与写字不便等，所以必须在医生的监控下使用。其中，阿托品的浓度越高，近视控制效果越好，但停药后反弹及不良反应越多，因此，如何才能既达到控制近视的目的，又能减少并发症的出现，还需要进一步的观察和研究。

（三）手术治疗

（见后，此处略）。

第五章　远视、散光、屈光参差、视疲劳、斜视的治疗

一、远视的治疗

主要采取配镜治疗：配镜的原则为小儿和成人的轻度远视，无调节疲劳症状，也无眼外肌肌力不平衡的现象。也就是说，无斜视和无视力障碍者不必配镜，若出现其中任何一种症状都应配戴眼镜，6~7岁以下轻度远视患者是生理性的，可不予处理。对于有弱视、已发生斜视或明显的视力减退、视觉疲劳者，必须用阿托品散瞳检查，宜用最高正度数达到最好视力的镜片，以防矫正不足。例如，250度和200度的远视镜片矫正视力均可达到1.0，那就应该选择250度的镜片，超过300度且远视力不佳或远近都有症状者应经常戴。

二、散光的治疗

散光均是由遗传因素引起的，不规则散光是不能用光学镜片矫正的，唯有硬性角膜接触镜（RGP）才有效。规则散光用光学镜片即可提高视力。一般在50度以内，轴位在180度的近视散光和轴位在90度的远视散光属生理性的，如不影响视力可不予配戴，如影响视力，尽管散光度数低也应矫正。无论散光度数高低，一定不可过矫，轴向一定要正确。

轻中度散光的矫正视力往往可达到正常范围，高度散光则难以达到良好的矫正视力，如果矫正得早可以防治弱视的发生，尤其是高度远视散光。散光还可以用硬性角膜接触镜矫正，因接触镜的后表面与角膜之间有一层泪液可以起到填补不规则的角膜凹凸面作用，以适应不规则角膜曲率的改变，故在用于矫正远、近视的同时，还可矫正角膜的各类散光；另外，由于接触镜没有像放大的作用，用于矫正屈光参差过大、无晶体眼等也非常理想，并能消除或减少普通眼镜的三棱镜效应；对斜向散光以及无晶体眼的视网膜影像放大等，也能起到提高视力以及维持双眼单视功能等的积极作用。

三、屈光参差的治疗

一般可用普通的眼镜矫正。对 200 度以下的屈光参差者，原则上都应该积极进行矫正或尽量接近全矫正，如果全矫正后不能耐受，要酌情降低度数。从屈光理论上讲，镜片应放在角膜前 15.7 mm 的位置，以减少因镜片引起的像放大或缩小，但通常戴镜（框架）时，镜片距角膜的距离是 12 mm，因此在有屈光参差时，两眼会因物像放大率不等，出现双眼像差增大，全矫正不能耐受，需要酌情降低配镜度数。

用角膜接触镜矫正屈光参差是很理想的方法。因为接触镜较之光学镜片对视网膜成像的放大或缩小作用影响很小，所以能矫正更高度的屈光参差。

准分子激光手术对治疗屈光参差有很大的帮助，目前，国外在 18 岁以下，甚至在 13 岁以下的儿童中也实施激光手术以治疗屈光参差，并达到了预防和有效治疗弱视的目的。

四、视疲劳的治疗

视疲劳也称眼疲劳，有两种情况：首先远视眼由于在看近处时需要过度调节，时间稍长就会导致睫状肌痉挛而引起视疲劳；近视眼在看近处的时候清晰，而越靠近双眼越需要向内集合（双眼内转），时间长了也可导致视疲劳。其主要表现为近距离工作不能持久，容易疲困，并可出现视物模糊，看书时出现复视、串行，眼球胀痛，甚至恶心呕吐及神经官能症。有的症状和干眼症极其相似（眼卡痛、流泪），因此，50 岁以上的干眼症患者，经用药效果不明显者，需要通过验光检查，以排除视疲劳。因为有胀痛，在个别老年人中甚至被误认为是青光眼。

对视疲劳的处理应先找出致病原因，进行详细的屈光状态和眼肌功能的检查，并根据具体情况配戴矫正眼镜或进行眼肌训练，全面检查和治疗全身疾病以改善营养状况，改善工作和学习环境，坚持做好眼保健操和尽量多进行户外活动。要知道，大自然就是最好的同视机，可帮助我们修复机能上的不足。而对应的药物治疗有：维生素 B12 眼液、七叶洋地黄双苷、地巴唑眼液等。

五、斜视的治疗

斜视治疗方法首先应全面检查眼部情况，以了解引起斜视的病因。

（1）由屈光不正引起的。其早期的治疗原则是进行医学验光配镜，用眼镜来矫正。

（2）对伴有神经官能症、体力衰弱、过度劳累者还要结合各方面的调理。

完全调节性内斜视患者戴上眼镜就可完全矫正，因此不需要手术。对部分显斜视的矫正，当用眼镜矫正后出现视疲劳不适感或复视者，可配用三棱镜矫正来处理。

注意：凡具备以下条件者可以考虑早期手术：

· 斜视角恒定。

· 非调节性斜视。

· 先天性斜视。

· 双眼视力良好。

· 异常视网膜对应。

· 斜视角大。

· 无全麻禁忌症和药物过敏史者。

需要注意的是，斜视手术后视力不会下降，同样也不会提高，因为手术只是动眼外肌，不需要打开眼球，也不涉及视神经和眼内组织，所以不会影响视力。

第六章　弱视的治疗

一、弱视的最佳治疗时机

患儿年龄大小，是决定弱视治疗效果的关键因素之一。年龄越小，可塑性越强，治疗效果越好，所以，弱视应尽早治疗。如果在视觉发育敏感期内治疗，也就是 6 岁以前，弱视有可能得到完全矫正；一旦视觉发育成熟，也就是年龄大于 12 岁，那么治愈甚至改善的希望都非常小。

二、弱视的治疗建议

治疗弱视的基本原则是让弱视眼多看多用，以提高视力和恢复双眼单视功能，也就是让孩子双眼能同时看东西，并且两眼的物象大小、清晰度一致，能够融合在一起。先通过散瞳验光明确孩子的屈光状态，然后戴眼镜矫正屈光不正和屈光参差的问题；或者积极处理原发疾病，比如斜视及白内障，此时需要早期手术治疗而后期进行弱视治疗；在此基础上把视力相对好的那只眼遮盖，只用弱视眼看东西，慢慢的视力就会提高。打一个比喻，儿童弱视就好比儿童因为运动太少导致肌肉细小，通过有意识的训练，细小肌肉是可以变得粗大有力的。同样的道理，大多数儿童因弱视导致的视力低下，其视力也是可以通过训练得到提高的。

图 6-1：用线穿过珠子中间的小孔，将珠子串联起来，是一种较精细的视觉训练。

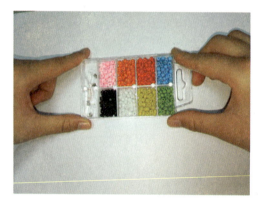
用于训练的珠子

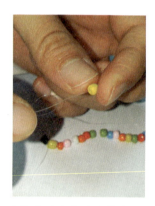
用细渔线穿过这些珠子的中心

图 6-1　穿珠训练

图 6-2：同样在设定的图画上进行描画，也是一种精细视觉训练。

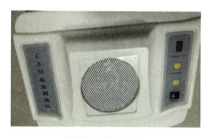
描图视觉刺激仪

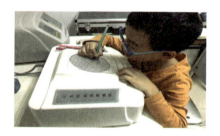
描图训练（在旋转条栅干扰刺激下）

图 6-2　描画训练

除此之外，还有一些辅助治疗的措施可以使用。早期采用穿珠子、描图等，让弱视眼多看、多用，使视力得到提高。这类方法简单易行，对弱视治疗有一定效果，适合轻度弱视。除了这些简单的方法，儿童弱视还可以辅以弱视治疗仪（包括红光治疗、光栅、海丁格光刷、后像治疗等）、压贴膜及网络视功能训练等手段进行辅助治疗。部分辅助治疗的方式在询证医学上尚缺乏充分的证据，所以不能作为主要的治疗手段来治疗弱视，必须在验光配镜和（或）恰当的遮盖治疗基础上进行，可以作为主治疗手段的有益补充。

值得注意的是，并不是所有弱视的孩子都能做网络训练，一般合并近视的孩子不建议做网络训练，即便有些特别情况下需要做，也要降低训练强度和训练时间，因为长时间看近处，特别是看电脑，可能使孩子的近视进展加快，弊大于利。

图 6-3：多媒体训练，配备特有设计的软件及器具，在家中也可进行。

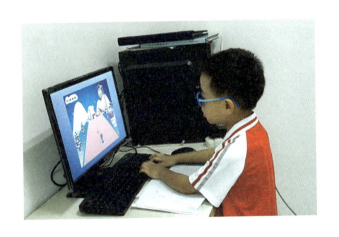

图 6-3　多媒体训练（趣味性强）

对于儿童由高度远视引起的弱视，单纯从弱视训练的角度来说，做网络训练或者接触视频（包括手机、电脑游戏、电视、iPad 等）对孩子来讲是有益的。即从理论上讲，这类训练做得越多效果越好，部分家长甚至有些基层医院的医务人员也鼓励这类患者多接触视频。但是从社会心理学方面来看，儿童期过多地接触视频对孩子的心理和社会行为实际上是有害的，过度接触视频的孩子，容易沉迷在虚幻的世界中，易染上电子游戏瘾，也更不容易和同龄儿童交流，会造成本可避免的社会心理问题。所以，这类治疗一定要适度，关于这一点，必须引起年轻家长们的注意，以免顾此失彼，得不偿失。

三、弱视的治疗方法

（一）遮盖疗法

1. 眼罩遮盖疗法

眼罩遮盖法是最传统也是最常见的遮盖疗法，利用遮眼罩将患者框架健眼镜片进行包裹，从而将健眼遮住，迫使弱视眼视物，使弱视眼得到锻炼而增加视力。此方法方便简单，易于操作，且成本低廉，但此方法在使用过程中，孩子配合度差，容易偷看，影响效果和美观。

图 6-4：眼罩遮盖健康眼，让弱视眼得以训练。

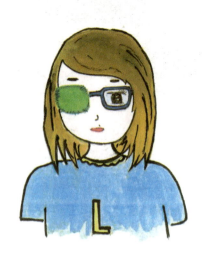

图 6-4 眼罩遮盖法

2. 眼贴遮盖法

眼贴遮盖法是将遮盖眼贴贴于患者眼周，从而将患者健眼完全遮住，迫使弱视眼看物，使弱视眼得到锻炼而增加视力。此方法易于操作，患者不易偷看，但存在部分孩子可能出现过敏、透气性及舒适性等问题。

图 6-5：眼贴遮盖时，眼贴在眼镜后方，先贴在眼睛周围皮肤上。

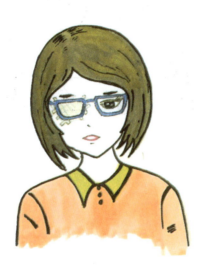

图 6-5　眼贴遮盖法

3. 压抑膜遮盖法

压抑膜遮盖法是利用一种表面存在凹凸纹理的眼镜贴膜，将眼镜贴膜贴于镜片上造成模糊视觉（贴膜方法类似于手机贴膜），起到抑制优势眼、强迫弱视眼视物的作用。因其颜色接近于透明，不仔细分辨是看不出来的，不影响外观，孩子接受度高，但成本相对较高，患者视力提升时需更换贴膜。

图 6-6：压抑膜。

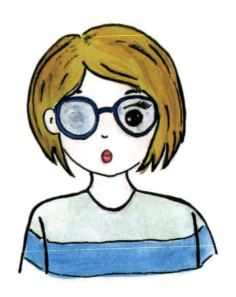

图 6-6 　弱视压抑膜

（二）增视疗法

1. 三色光闪烁治疗仪

三色光闪烁弱视治疗仪是利用红、绿、蓝三种光源，刺激弱视眼黄斑区红敏、绿敏、蓝敏三种不同光谱吸收峰的视锥细胞，以激发视锥细胞全面兴奋。主要用于视觉发育敏感期内的旁中心注视性弱视、中心注视性弱视。但是治疗过程中仍然存在一些问题，即治疗过程中易导致弱视儿童注意力不集中或者依从性低，使治疗效果不满意。

图 6-7：用于治疗旁中心注视性弱视，中心注视性弱视的红光闪烁治疗仪（右）；同时具有后像、光刷、红光闪烁多功能于一体的治疗仪（左）。

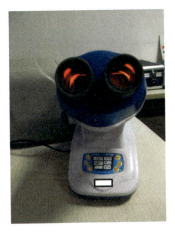 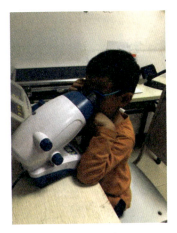

后像、光刷、红光闪烁综合治疗仪
（家庭使用方便）

红光闪烁训练

图6-7 多功能闪烁治疗仪

2. 后像疗法

后像疗法也被称为增视疗法，首先在照射光源中心形成一个圆形的黑色片（起遮挡最中心黄斑区的作用，避免在照射时，患儿畏惧强光而没有起到照射治疗的效果），此黑色片直接遮住黄斑中心的视网膜，以提高中心凹处的注视能力。在治疗过程中，使用遮盖健眼的方式，将后像中心的黑点直接对准弱视眼睛的视网膜黄斑中心凹处，用强光线绕着照射的方式对周围的视网膜进行照射。这种方法主要是针对那些没有出现旁中心注视的弱视儿童，具有局限性，且费时费力，缺乏创新，所以在孩子的心目中训练过程是简单枯燥的，不易长久坚持。

3. 海丁格尔光刷

海丁格尔光刷是利用海丁格尔（Haidnger）现象制成的协调校正器。海丁格尔现象是19世纪奥地利生理学家威廉·海丁格尔发现的，即人眼能够看到一种神秘光现象——偏振光。海丁格尔光刷是由匀速旋转的偏光板和蓝色光背景（或蓝色滤光片）组成的。光刷的颜色比周围颜色深，呈紫蓝色，慢慢地旋转，形成刷状效应，这种刷状效应只出现在黄斑上。

人眼在光刷协调器中所看到的旋转毛刷，是视网膜中心凹 Helen 纤维内视现象，此种影像可刺激视网膜黄斑部的视锥细胞并传导至视中枢，激活视中枢不同类型细胞，使其纠正旁中心注视，消除抑制，重新建立联系，恢复视功能。

使用方法：患者将光刷置于眼前，盯住旋转的光刷，尽可能将其固定在画面的正中央。旁中心注视越严重的患者就越难坚持。患者需每天坚持练习直至能够长时间、稳定地将光刷固定在中央，训练才可结束。

4. 视觉刺激疗法

视觉刺激疗法是根据大脑皮质视细胞对不同的图形有不同的反应这一原理制作的。它将反差大、空间频率不同的条栅作为刺激源，条栅越细，空间频率越高，刺激越强，致使弱视眼驱动更多的皮质神经元，以提高弱视眼分辨能力。此方法适用于中心性弱视，尤其是屈光不正性弱视，有眼球震颤者不宜使用。

图 6-8：光刷训练仪（右）；同时具备光刷和后像训练两种模式的训练仪（左）。

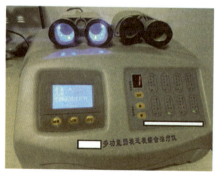
后像、海丁格尔光刷训练仪
（可多人同时使用）

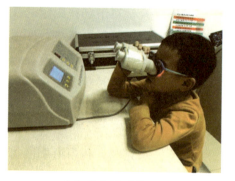
后像及光刷训练

图 6-8　后像光刷训练仪

5. 感知觉学习（脑力影像、视功能网络训练）法

感知觉学习法是通过视觉刺激大脑视觉中枢皮质层，激活大脑中枢的不同的主管视觉功能的神经区域来治疗孩子的弱视的。感知觉学习网络训练的治疗程序中，有些训练是要求给孩子戴红绿眼镜，借助红绿眼镜使进入孩子双眼的信息不对称，再给予合理强度的视觉刺激，从而达到解除抑制，提升视觉功能的目的。感知觉学习网络训练的弱视治疗程序像游戏，趣味性较强，它将过去枯燥的弱视治疗变成集治疗、娱乐、智力开发于一体的趣味化训练过程，符合儿童心理特征，从而更好地达到康复效果。

6. VR/AR 治疗法

VR（Virtual Reality，简称 VR，中文名：虚拟现实）眼镜是利用头戴式显示设备将人对外界的视觉、听觉封闭，引导用户产生一种身在虚拟环境中的感觉。其显示原理是左、右眼屏幕分别产生立体感。比如，在 VR 游戏过程中只要通过设备自然地向每只眼睛显示单独的图像，玩家在弱的眼睛视野中就能看到重要的游戏线索，导致他们的大脑会很看重来自该眼睛的信息。VR 眼镜具有沉浸性、交互性和想象性三大特性，使得弱视儿童在进行长时间的教育和训练时，可以吸引他们的注意力，使他们的注意力更加集中，从而提高弱视训练的依从性，获得比较好的弱视治疗效果。

VR 治疗法均选用游戏或程序刺激作为训练任务，需要患者在医院或者家中进行视觉训练，对于有工作的成年患者来说依从性可能欠佳。国外基于双眼分视训练的新理念，将增强现实和双眼训练相结合，研发了一种双眼分视的训练新模式并应用于成年弱视，即可穿戴的增强现实（Augmented-reality，简作 AR）技术。该训练模式包括一个带有双镜头的头戴式显示器和处理器，该双镜头实时捕捉环境图像，经处理器处理后分别投射到双眼前的显示屏上，其中弱视眼和健眼接受的图像的对比度不同，并且双眼图像信息的完整性不一。患者佩戴该显示器后进行正

常生活和工作时，需要整合双眼信息才可以完成日常视觉任务从而达到
弱视眼视觉训练的目的。因此，通过该装备，患者也不会因为长时间观
看特定实验刺激而造成他们无法观看现实场景而影响学习、工作和生活，
几乎是随时随地都可以佩戴。

图 6-9：VR 眼镜样品。

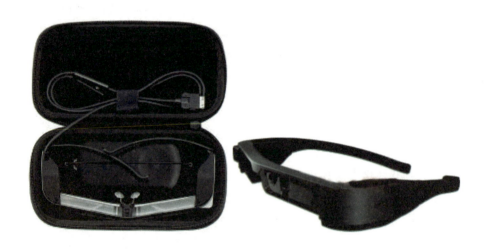

图 6-9　VR 眼镜治疗弱视

第七章　眼屈光手术

　　眼屈光手术（一般针对 18 岁以上的学生，小于 18 岁，但屈光参差大于 250 度的青少年，也可以考虑手术）主要是通过改变眼睛屈光状态从而达到矫正的目的。目前做得较多的是角膜、眼内接触镜、晶状体三种手术，而在角膜上的手术，尤以准分子激光屈光性角膜手术居多，它是目前公认的一种安全有效的矫正屈光不正的手段。

一、眼屈光手术的种类

　　（1）激光类手术（在角膜上进行）：① 准分子激光手术；② 飞秒激光手术；③ 两者混合手术方式。
　　（2）非激光类手术：① 眼内接触镜植入手术（ICL）；② 屈光性晶体置换手术；③ 后巩膜加固术。

二、激光类手术

　　激光手术是通过激光切削打磨的方式，修改角膜的曲率，从而达到屈光矫正的目的。由于角膜的屈光力占了整个眼睛屈光力的百分之七十，因此，稍微修改角膜的形态，即可获得很大的近视改善。用于近视矫正手术的激光有两种：准分子激光和飞秒激光。

（一）两种激光

1. 准分子激光（Excimer Laser）

惰性气体氟气（氟原子）和氩气（氩原子）在高电压激发时可瞬间结合形成不稳定分子氟化氩，氟化氩又瞬间分解回归到各自原子状态，同时释放出能量——光子，再经过激光腔不断放大所产生的激光，即为准分子激光。之所以称为准分子激光，有两层含义：其一，它不是稳定的分子，而是在激光腔内受外来能量激发所引起的一系列物理及化学反应过程中曾经形成但转瞬即逝的分子，其寿命仅为几十毫微秒。其二，该激光所产生的能量可正好打断分子键，因此，其切割精度近分子水平（即准分子水平），达到 0.25 nm，然而起到的却是激光消融作用，非常精确，被消融的角膜组织直接气化掉，无热效应损伤，很容易将高曲率、呈凸透镜形状的角膜精确消融成我们想得到的凹透镜效果。近视手术用的激光波长为 193 nm。

2. 飞秒激光

飞秒激光是指在过去的染料或宝石脉冲激光基础上通过锁模技术，使激光脉冲持续时间大大缩短到飞秒水平（1 个飞秒是 1 秒的一千万亿分之一）。它的好处是：这种瞬时的高能量激光可按要求在不同距离范围内，实施精确的微爆破，精度为 5 nm。这种微爆破的密集组合就形成了激光切削面。

（二）激光类手术的种类

1. PRK（角膜表层切削术）

PRK，即准分子激光屈光性角膜切削术，又称为角膜表层切削术，是去除角膜上皮后直接以激光照射角膜表面，来改变角膜弯曲度。其优点是手术操作较简单，价格较低廉；缺点是由于角膜上皮的缺损或创面较大，需要至少 48 小时的修复时间。因此，患者在 3 天内角膜反应较重，主要有畏光流泪、卡痛及异物感的症状；术后用药时间长，恢复较慢，极少数人术后会出现较持久的上皮下雾状混浊（Haze），引起屈光的回退。目前，PRK 已逐渐被 Lasik 所替代。

2. Lasik（基质层切削术，简称 I-K）

Lasik，又称为基质层切削术，是在 PRK 的基础上发展起来用于治疗近视眼的更先进的屈光性角膜手术，名称为激光原位角膜磨镶术。手术首先需要在角膜前表面上制作一个直径约 8.5 mm、厚度为 130～160 μm 的角膜瓣，这个瓣包括角膜上皮、前弹力层和部分基质层，通常是用自动板层刀来制作。翻开角膜瓣，激光会在瓣下的角膜基质层按计算机设计好的屈光度数据进行扫描切削，扫描完成后，回复好角膜瓣。这种手术的创面只有一条细小的线，具有无明显疼痛、视力恢复快、很少有角膜混浊、不需长期用眼药等优点。但对角膜厚度是有严格要求的，尤其是激光切削后的瓣下基质床厚度，要求应不低于 250 nm，否则，容易出现因角膜应力减弱产生的并发症。如果病人的角膜厚度相对于激光切削深度较薄（近视程度越高，切削深度越深），就不能进行此手术。而且治疗 1100 度以上的近视和 300 度以上的远视效果欠理想，稳定性也较差。所以术前精确测量角膜厚度十分重要的。Lasik 手术过程（图 7-1）。

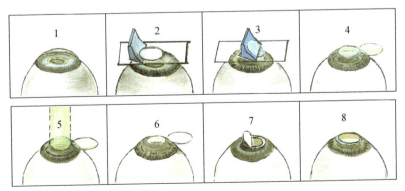

图 7-1　步骤 2、3 用自动板层刀制作一个很薄的角膜瓣；
步骤 4 翻开角膜瓣；步骤 5 用准分子激光扫描刀切削；
步骤 6～8 用生理盐水冲洗创面，复位。手术过程 5～10 分钟

3. 半飞秒手术（FS-Lasik）

为使 Lasik 手术中的角膜瓣制作得更薄，也就是更多地节约出瓣下的基质床厚度，普通板层刀的精度就达不到要求了。为使因角膜瓣而产生的术源性像差减少，术后角膜厚度更理想，国内外已普遍推出飞秒激光刀来代替板层刀（因板层刀能达到的最小厚度角膜瓣是有限制的，其精度也差强人意）进行角膜瓣制作，称为 Femtosecond Laser，也为半飞秒激光手术。对角膜厚度本身十分有限的患者，要求角膜瓣薄度必须得到保证时，飞秒激光就凸显出其优势。目前，这类手术在我国非常流行。

4. 全飞秒激光手术（SMILE）

全飞秒激光手术，即完全采用飞秒激光进行近视矫正，不联合使用准分子激光。方式：无须制作掀开式角膜瓣，而是用飞秒激光在角膜基质内进行双面激光爆破合围，切削出一个凸透镜形态的小块组织，这个小块的凸透镜组织，正是我们需要矫正的近视度数，然后通过一个两毫米的微小切口将其取出。因为弯弯的小切口如同笑脸，而且全飞秒激光手术英文缩写是 SMILE，所以又称微笑手术。全飞秒激光手术矫正的近视度数为 200～1000 度，散光在 400 度以内。由于无须机械刀，激光扫描时降低了眼球负压吸引，切口只有两毫米左右且无角膜瓣，因此，全飞秒激光更适合扁平角膜、睑裂小、视网膜不太健康、热爱运动的近视患者。

5. Lasek（简称：E-K）与 Epi-lasik（准分子激光角膜上皮瓣下磨镶术）

Lasek 与 Epi-lasik，即准分子激光角膜上皮瓣下磨镶术，属于 PRK 及 Lasik 手术的改进型。与 Lasik 不同的是：Lasek 与 Epi-lasik 都是先制作一个角膜上皮瓣，这个上皮瓣较之 Lasik 的角膜瓣更薄，仅有 60um 左右，留给激光切削的瓣下组织相对就更厚。同样也都是翻开上皮瓣，在瓣下进行准分子激光扫描，手术完成后再复位上皮瓣。这个上皮瓣会在术后的两周内脱落，由新长出的上皮取代，而角膜瓣则无此过程。与 PRK 不同的是：PRK 是将上皮直接去除，不制作，也不保留上皮瓣。Lasek 手术适合于少数高度近视而角膜厚度偏薄的近视患者。

Lasek 与 Epi-lasik 的区别：Lasek 的上皮瓣制作方式是依赖酒精浸泡，使上皮细胞松动后再用机械的方式剥离而制成上皮瓣。由于 Lasek 手术后也容易产生瘢痕增生反应而形成 Haze（瘢痕混浊）和近视回退，之后又出现了使用自动上皮刀的方式制作上皮瓣，此过程由于没有酒精的毒副作用并大部分保留了上皮细胞赖以生长的基底膜，可保持上皮瓣良好的生物活性，发明者认为可大大减少 Haze 的形成和近视回退，故又称之为 Epi-Lasik 手术。

经过大样本的对比研究发现，只要术中不保留上皮瓣（即把制作完成的上皮瓣即刻丢弃），Lasek 与 Epi-lasik 无本质差异。因为无论是活性还是非活性的上皮瓣，都会发生坏死溶解，并被新生的上皮取代。而这些降解后的产物属于炎性刺激物，均不利于手术的恢复。

目前，随着抗炎药物及促进角膜上皮生长药物的发展及应用，Lasek 与 Epi-lasik 手术后给患者带来的疼痛、流泪、眼卡等症状已得到很大缓解，术后舒适度较接近 Lasik 术后。

其实，所有表层切削术都有一个很大的优越性，那就是由于上皮瓣极薄，手术不会出现术源性像差（瓣源性像差），因此，较之传统 Lasik 更合理，除可迅速获得最佳视力外，还为真正意义上的个性化手术（角膜地形图或波前像差引导的准分子手术）打下了良好的基础。

6. 个性化手术——角膜地形图引导的 Lasik（Topography-guided Lasik）

此手术属于个性化准分子激光角膜原位磨镶术。角膜地形图仪可直观地反映角膜各个不规则的形态细节，犹如在空中看地球，宏观上是光滑的球体，微观上实际是高低起伏的山峦，就以散光为例，在角膜表面测出的散光一般都不是绝对规则的，最多是大致规则。因此，采用角膜地形图仪检查数据（即采用角膜地形图仪与激光机联机）进行的针对性 Lasik 或

Lasek，甚至最好是 Epi-Lasik 或 Lasek（可避免术源性像差而引起的矫正偏差）手术，可更精确地矫治近视、远视、散光。它对传统 Lasik 手术方案进行了极大的改良，可明显减少传统 Lasik 术后较易出现的眩光、夜视力下降等现象发生的概率，这种手术方式是更加完美的，也是国际发展的潮流。

7. 个性化手术——波前像差引导的 Lasik（Wavefront-guided Lasik）

波前像差引导准分子激光角膜原位磨镶术，以前被认为是最完美的屈光矫正手术。它是将人眼的总体像差（包括各种远、近视及规则或不规则散光数据）在角膜表面用激光进行矫正，即将波前像差仪与激光机进行联机，用波前像差的数据取代验光或角膜地形图的数据进行的 Lasik 或 Epi-Lasik 手术。其优点是矫正的精确度达到了 0.25 度（常规手术为 25 度），基本消除了高阶像差，使得术后的视觉质量更高，没有眩光及夜、暗视力下降的情况发生；术后视力有可能达到 2.0 或更高，以实现"鹰视"。缺点是：从理论上还不能完全用像差来解释所有屈光问题，有时某些像差还是人类必要的，而且人类的像差是逐年改变的，也即动态的；其次，手术价格昂贵，手术较复杂，有的公司产品需先在虚拟角膜上进行模拟手术，即先在隐形眼镜上进行像差的矫正，然后再在眼睛上进行试戴，待效果肯定后再进行真实手术，使得成本大大增加。目前，国际公认的矫正范围是：800 度以内的近视，200 度以内的远视，200 度以内的散光。现在，主流手术基本停止了这种手术方式。

（三）准分子激光手术与飞秒激光手术的比较

（1）准分子激光切削的精度更高，达 0.25 μm，而飞秒激光为 5 μm。

（2）Lasik 手术，角膜瓣制作的精确度和安全性不如 FS-Lasik，尤其是初学者。

（3）SMILE 较 Lasik 和 FS-Lasik 术后干眼症的发生率明显降低，生物力学保持得也更好，即术后遇到意外外伤时，抗冲击力更好。

（4）SMILE 不能进行个性化手术。

（5）SMILE 术中将角膜内被切除的组织取出不容易，再次手术困难，切削区中心容易偏离视轴。

总体上讲，目前虽然飞秒激光手术成为热点，但并不能取代传统准分子激光手术，尤其是全飞秒手术（SMILE）尚不能取代 Lasik 或 FS-Lasik。

三、非激光类手术

1. ICRs（角膜基质环成形术）

角膜基质环成形术是将一细小的圆环状硅胶管插入角膜基质内以使角膜周边隆起，中央变平，达到矫治近视的目的。这种手术虽然不需要购置昂贵的激光机，但由于矫治的范围有限，尤其是不能矫正散光，因此目前很少在实际中应用。

2. ACL（有晶体眼前房型人工晶体植入术）

有晶体眼前房型人工晶体植入术是将刻有特定度数的人工晶体（分硬性和软性折叠式两种，后者的手术切口更小，只有 3 mm。）植入眼内并放置于角膜之后、虹膜之前的空间眼前房，如图 7-2 所示。经长期随访发现，由于术后出现角膜内皮失代偿等严重不良反应，该手术方式已被淘汰。

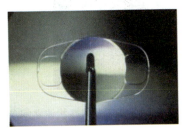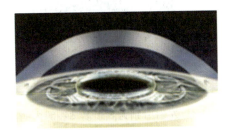

图 7-2　虹膜爪型人工晶体及植入眼内前房后的状态

3. ICL（眼内接触镜）

ICL，又称为眼内接触镜，是通过手术的方式把相当于软性隐形眼镜（也属于软性人工晶体）植入并放置在瞳孔之后与晶状体前表面之间的狭小空间。这相当于将眼镜微缩成人工晶体由眼外带到了眼内，形成光学节点的后移。其好处还在于：可使视网膜成像放大，手术后的视力往往超过术前的最佳矫正视力。由于接触镜（特殊人工晶体）不与角膜内皮接触，避免了角膜内皮失代偿等严重不良反应的发生。由于近代产品改良了材质与设计，术后高眼压、青光眼等并发症也显著下降，已成为 ACL 的取代手术。但个别情况下，人工晶体与晶状体发生摩擦容易引起并发性白内障，这也是其不完美之处。目前，该种特殊人工晶体不仅矫正高度近视、远视，还可矫正散光，如图 7-3、7-4 所示。

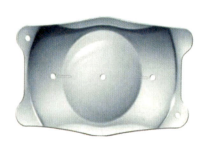 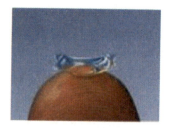

图 7-3　左图中左右为 ICL，实际大小如右图

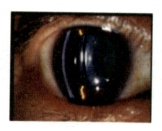 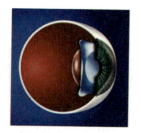

图 7-4　左右分别为人工晶体在眼内的具体位置（虹膜与人体晶状体之间）

适应人群：适合做激光手术的高度近视患者；不适合做激光的超高度近视、远视患者。

优点：矫正度数范围广；接近生理节点，视物更真实；角膜的生物性能影响小；采用表面麻醉，无损伤。从理论上讲，眼屈光手术是可逆的，即如果因为人工晶体计算有误，导致术后视力恢复受阻，可通过再次手术即置换人工晶体的方式予以解决。

4. 后巩膜加固术

此类手术本身并不能起到矫正近视的效果，而是起到使近视稳定的效果。手术主要针对病理性近视患者。它是利用经处理后的异体巩膜、硬脑膜、心包膜或自体的阔筋膜组织在眼球后极部所做的巩膜加固（加固的材料与自身巩膜发生交联反应），可阻止眼轴的进行性延长，而预防近视度数的进一步加深；同时可起到阻止后巩膜葡萄肿的形成，还可能改善视网膜黄斑部的血供，以起到减少黄斑变性的发生和发展的作用。如图 7-5 所示。

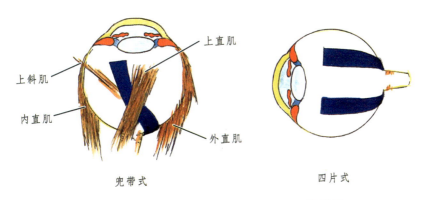

图 7-5 蓝色部分为用于后巩膜加固的异体材料

据报道：做过后巩膜加固术的近视眼患者，其近视度数发展明显减缓，视网膜脱离等高度近视眼的常见并发症也明显下降。但手术必须规范操作，加固必须到位，同时要保证手术创伤小。

《中华医学会指南》指出：手术适用于早期发生的近视 > - 3.00D，每年进展 > - 1.00D，预测有可能发展为进行性近视患者；儿童或青少年发展迅速的进行性近视 > - 6.00D，每年进展 > - 1.00D，伴有眼球前后扩张，后巩膜葡萄膜肿形成，伴有或不伴有视力下降；年龄 20 岁以上，屈光度 > - 10.00D，视力进行性下降，后巩膜出现明显的葡萄膜肿，荧光造影显示眼底退行性病变；年龄在 55 ~ 60 岁，尽管屈光度数不增加，但合并有明显的视网膜、脉络膜退行性病变；高度近视合并视网膜脱离，在视网膜复位手术的同时行巩膜加固术。该手术可以稳定眼轴，有效控制病理性近视的度数，改善或治疗病理性近视的眼底并发症。应用加固材料紧贴眼球后极部变薄的巩膜壁，使该区巩膜壁厚度及韧度增加，控制眼球扩张。

5. 屈光性透明晶体置换术

人类晶状体是一个约 20D（相当于 900 度远视）的凸透镜，按白内障的手术方式，将自身晶状体去除，重新植入符合矫正要求的人工晶体（晶体置换），可以达到矫治屈光不正的目的。对于中老年或有合并白内障的超高度近视患者，屈光性透明晶体置换术是他们的主流治疗手术方式。由于现代人工晶体已经发展到具有连续视程和三焦点的功能，能模拟人类自身晶状体的功能，即：既能满足看远处，又能满足看中间和看近处；美国 FDA 和中国药监局已将其纳入屈光性手术适应症的范畴。

适应人群：年龄 40 岁以上，调节能力下降的老视者；高度近视、远视不适合角膜激光手术或者 ICL 手术者。

四、怎样选择适合自己的手术方式？

由于每个患者的差异性较大，诸如：角膜厚度、角膜曲率、近视程度、散光程度与轴向等差异，需要有经验的医生综合分析判断，给出中肯的建议。以下只是建议参考：

（1）大于 1000 度的近视或 200 度的远视，建议做非激光类手术；

（2）若检查发现为病理性近视，首先做后巩膜加固术，3 个月后再行屈光矫正手术（多选择非激光类手术方式）；

（3）水平散光（顺规散光）可欠矫（即：不一定全部矫正，可适当保留），逆规或斜轴散光要足矫（也符合医学验光的规则）。

备注：所有的屈光检查（包括手术前的检查），都需要停戴 7 天以上隐形眼镜才能进行；若系硬性隐形眼镜，如 RGP，则至少需停戴 30 天。屈光矫正手术均要求年满 18 岁以后进行。

参考文献

［1］ 褚仁远. 眼病学[M]. 北京：人民卫生出版社，2011.

［2］ 瞿佳. 眼视光学理论和方法[M]. 北京：人民卫生出版社，2011.

［3］ 李鸣凤. 眼科全书[M]. 北京：人民卫生出版社，1996.

［4］ 王增源. 认识近视 防控近视[M]. 北京：人民卫生出版社，2014.